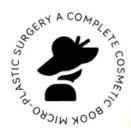

THE HANDBOOK
OF NON-SURGICAL
cosmetic

悄悄变美不动刀

女子"好色"便是慧

◇ 李秋涛 → 著

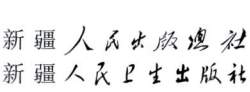

图书在版编目（CIP）数据

悄悄变美不动刀：畅销升级版/李秋涛著·乌鲁木齐

新疆人民卫生出版社，2016.8

ISBN 978-7-5372-6654-3

I.①悄…II.①李…III.①美容术 IV.①R622

中国版本图书馆CIP数据核字（2026）第150464

悄悄变美不动刀（畅销升级版）
THE HANDBOOKOF NON-SURGICAL COSMETIC

出版发行	新疆人民出版总社 新疆人民卫生出版社
责任编辑	张鸥
策划编辑	深圳市金版文化发展股份有限公司
封面设计	深圳市金版文化发展股份有限公司
地　　址	新疆乌鲁木齐市龙泉街196号
电　　话	0991-2824446
邮　　编	830004
网　　站	http://www.xjpsp.com
印　　刷	深圳市雅佳图印刷有限公司
经　　销	全国新华书店
开　　本	185毫米X230毫米 16开
印　　张	15
字　　数	300千字
版　　次	2016年8月第1版
印　　次	2016年8月第1次印刷
定　　价	48.00元

【版权所有，请勿翻印、转载】

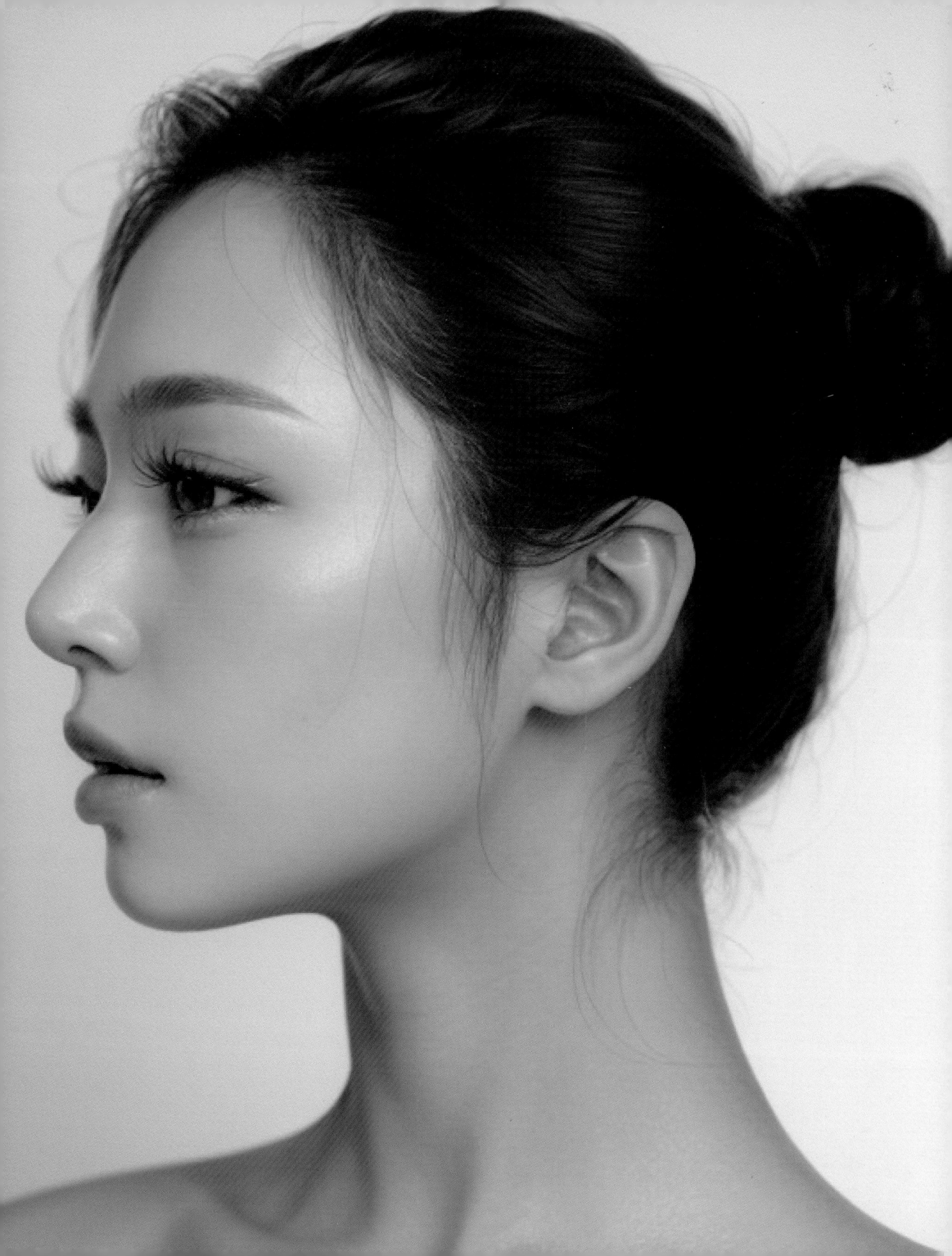

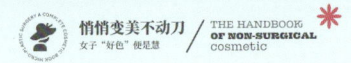
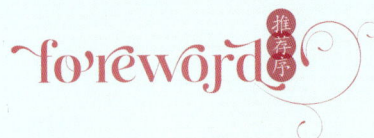

美丽与健康同等重要

专家介绍——张书岭

主任医师
医学硕士
原深圳大学第一附属医院皮肤科主任
广东省老教授协会委员
《中华实用诊断与治疗》杂志编委
《中国麻风皮肤病》杂志编委

　　书,从小学读到研究生,读了十多年;人,在三甲医院从医 30 余年,我在皮肤医学方面积累了相当丰富的理论知识和临床经验,也竭尽所能,帮助过许多病人恢复了健康。但是,每当面对患者提出美学要求时,却总是显得那么力不从心,使他们颇感无助。随着医学和美容学技术的迅猛发展,皮肤医学这一领域在应对"美"的需求上有了极大的改观。

　　这些年,当越来越多更为简单而全面的美容技术来到我们身边时,我和许多专家一样担心着:这样偏向美容和服务的技术,在皮肤医学领域会不会有影响专业性的尴尬局面?对这些前沿的美容理念,社会又有怎样的认同度呢?

　　而李秋涛医生却敏锐果断地选择了这个行业,坚定不移地发展着自己的事业。她说得好:"人们不但有治病的权利,更应有变美的权利,美丽和健康同等重要!"正是在这种信念的指导下,李秋涛医生开创了自己的事业。

　　在 20 年前,我就曾与李秋涛医生同城共事,同行们对她都有着很高的评价,公认她是患者喜欢的医生。多年后,李医生来到深圳追求自己的梦想。在她的诊所成立之初,我有幸受邀参观。雅致的装修、温馨的灯光、清新的空气中没有一般医院常有的消毒水味道,新诊所给人耳目一新的感觉。没想到还有免费的糖果和饮品,更使人感到轻松随意。而着装整洁、面带微笑的护士，亦给每一位来客带来热情洋溢的朝气和美的享受。

当李医生把本书的文稿放在桌面时，我更是一惊！认真看完书稿的全文，我对皮肤科学的种种旧观念深感震动！全书立足于专家的严谨，从普通读者的视角出发，通俗易懂地介绍了非手术无痛苦的皮肤美容新技术。语言流畅，图文并茂，读者阅读这本书的过程，是学习美容科学知识的过程，也是感受美、寻找美、实现美的过程。我相信每一个读过本书的人，都会不自觉地感受到：原来我也可以很轻松、很自然地变美！

自2007年开始，中国皮肤科医师协会把每年的5月25日定为"全国护肤日"。2010年"护肤日"的主题是"美丽源自皮肤"，传统皮肤科正在向现代皮肤医学延伸发展的趋势可见端倪，相信在这个大环境下，李秋涛医生的这本书，会给皮肤界增添新的光彩。希望李秋涛医生能做好皮肤美容行业的排头兵，带出更优秀的学生，更好地服务于每一位爱美宾客。

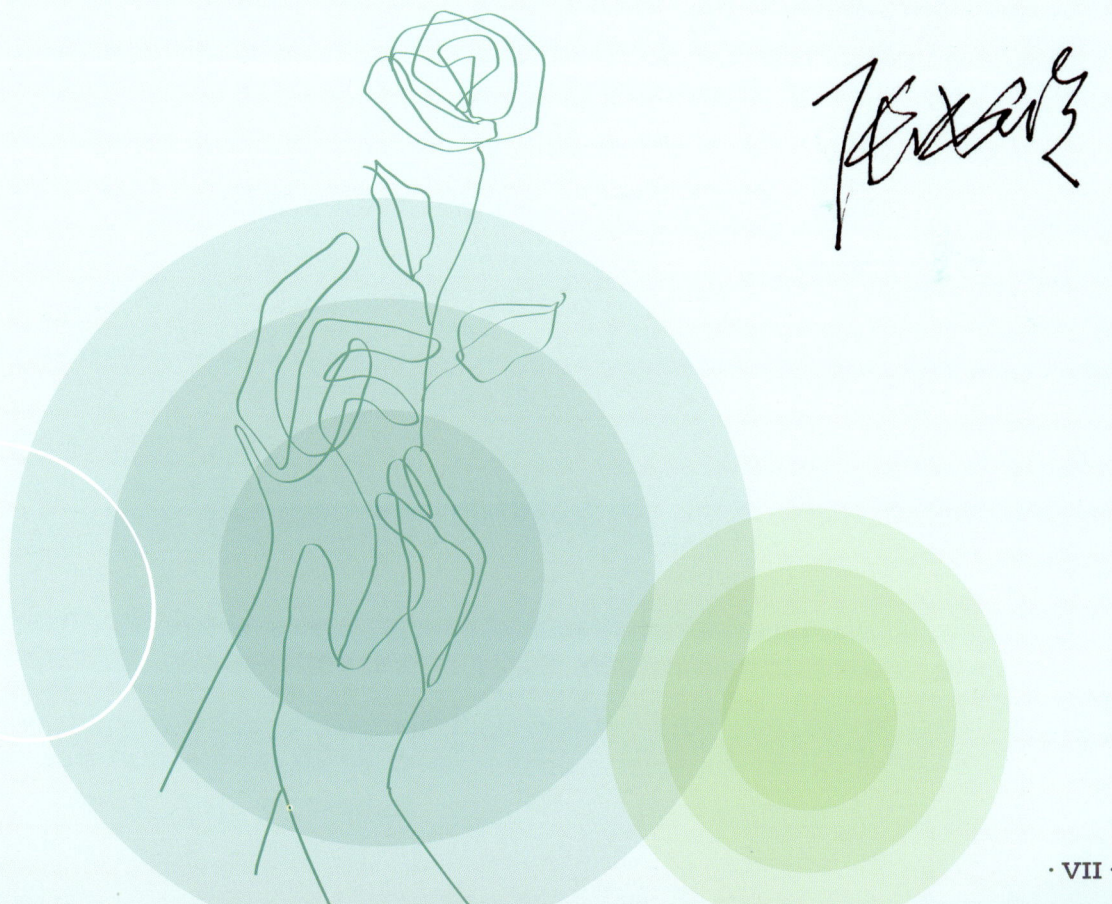

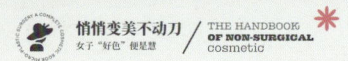

爱美的创举

专家介绍——任琛琛

妇产科主任医师

医学博士

专家介绍——李靖若

乳腺外科主任医师

医学博士

我们俩分别在乳腺外科和妇产科从事医学工作多年，可以说，看过的医学书籍不下千本，但是今天看到本书的书稿，确实有另外一番心情。

我们都是六七十年代出生，和秋涛同是在医学院家属院长大的学院子弟，又都是女孩子，所以我们仨儿很自然地走到了一起，成为近半个世纪的死党。如今，看到秋涛毅然创办了属于自己的皮肤医学诊所后，对"三岁定终身"这句古话有了新的领悟。

女孩子尤为爱美，偷穿妈妈的高跟儿鞋几乎是每个女孩儿都有的经历吧！这在我们看来，简直就是小菜一碟。小时候的我们没有什么娱乐，但这也激励我们在童年时期发明了很多自娱自乐的把戏。记得有一次，秋涛带着我们找来手指粗的树枝，用火将一端烧成炭，然后画在眉毛上去上课。没想到这画眉的土方法居然在同学中流传开了，这在当时，真算得上是个爱美的创举。

时间过得真快，转眼间画眉的我们都已年过50。尽管早已拥有比树炭更好的护肤品，但每天手术台上的高度紧张、晚上熬夜撰写论文的筋疲力尽和教学研究工作的劳累，还是让我们不再年轻，皱纹慢慢地爬了出来，原来精致的瓜子脸悄悄变成了满月，颧骨上也不知何时冒出了斑斑点点。岁月流逝，但我们各自的梦想仍在坚持。

10年前，秋涛又做了一个爱美的创举——离开名利双收的三甲医院，为了皮肤美容的梦想执意来到了深圳。在当时，这是一个几近疯狂的举动。但是，我们没有极力挽留，只是给了她无限的祝福，因为我们了解她心中关于美丽的梦想。

　　一次偶然的机会我们来到深圳，不但满足了看望老友的心愿，也改变了我们对美容，甚至是对医学的理解。不得不承认，许多其他专科的医生也不了解皮肤美容。像我们，就从来不相信这个祛斑霜，那个皱纹净，心里认定岁月的印迹无法改变。但是，我们没有办法不相信眼睛看到的奇迹：来自秋涛顾客的变化，不仅仅有色斑的消失，更有皱纹的淡化和面部轮廓的紧致，似乎时光真的可以倒流。这种变化是静悄悄的，完全没有传统手术台上的惊心动魄，真是不可思议。我们在感慨科技和医学日新月异的同时，也在感慨"隔行如隔山"的老话。

　　尽管这些年来，我们分别在不同的城市工作和生活，但对彼此的心路历程依然清晰。秋涛性格上的执著和对美的感悟是与生俱来的，所以当她拿着书稿放在我们面前时，我们并不惊讶，只是微笑地看着她，似乎是在等待一件本就应该发生的事情的降临。

　　爱美之心人皆有之，但是要做到将美丽作为自己一生的事业去经营、钻研、推广，成为守护美丽的人，就不是每个爱美之人都能做到的创举了。

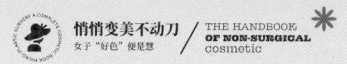

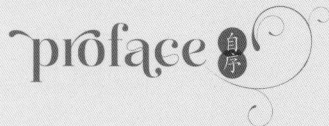

女子"好色"便是慧

在我办公桌前，时不时地会坐着一个女孩儿，如此渴求地看着我问："我想让这里再上去一点儿，你说这样看起来会不会更好看呢？"

或者，某一天，会有个不太细心的女孩儿，大大咧咧地对我说："李教授，你看我近似哪个明星，就按着她那样给我整吧，我相信你……"

或许是因为贪心吧，所有的女人总想让自己再漂亮一点儿，总想看到自己这一生最漂亮的样子，总想美过自己羡慕的对象……作为女人，大概一生也除不掉这个贪美的心结。

我为这些爱美的女人们高兴：这些聪明的妙人儿，懂得善待自己，也就懂得了善待别人。一个不太爱惜自己容颜的人，如何创造一个美丽的世界？假如有一天，人们都不再装扮自己了，那就意味着放弃了拥抱这个世界的勇气。

亚里士多德说："美是比任何介绍信都有力的推荐。"无可否认，美是这个世界的通行证，是一条可以帮助你快捷融入社会圈子的 VIP 通道。

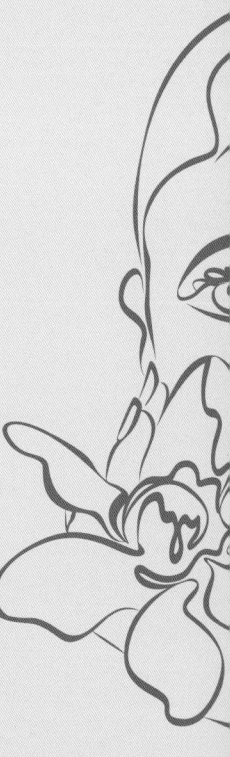

在当今社会，女性陆续走入职场。加州柏克莱大学教授梅若比一份为期 10 年的调查显示，人们对一个人的印象，55% 来自外形与肢体语言，38% 来自语调，7% 才是谈话内容。据统计，约 75% 的年轻人赞成为了就业而整形，而无数例证也说明了这一点：职场形象，决定了职场的命运。过去的中国，清一色的绿色军装和中山装、钢笔引领了几十年的风尚，素面朝天成了朴实和革命的象征。可我不敢想象，在今天，谁还穿着军装、插支钢笔去谈生意……

而且容貌的护理是一种礼貌，是对别人的尊重，随意就意味着对客人的轻视与怠慢。这种理念已经渐渐在国内被认同，越来越多的男人和女人们已经意识到了这点。于是，我的皮肤医学中心，再不是清一色的女人。

我们可以大胆设想，在未来世界，人要重新分类。当世界上的人被分为美人和丑人的时候，美和吃饭、睡觉一样必要。

既然如此，我们有什么理由拒绝变得更美？除非美丽的代价大到无法承受的程度。

从前，有两块来自同一座山的石头被人当做建造佛寺的材料，结果一块被当做了台阶，一块被工匠们雕刻成了佛祖的像。被当成台阶的石头天天被人践踏，而被刻成佛像的石头则天天被人们顶礼膜拜。

终于有一天，被做成台阶的石头，对当成佛像的石头抱怨说："太不公平了，你和我都是从同一地方来的，我天天被践踏，而你却天天被人膜拜。"佛像石头说："但是你有没有想过，你变成台阶只挨了4刀，而我是历经了刀光剑影才立地成佛的啊！"

说到万众瞩目，自然人人趋之若鹜。但说到刀光剑影，恐怕就该作鸟兽散了。美丽也是这样，面对手术的代价，许多极其爱美的女人也会止步。

这个世界，如果连女人都不爱美了，那该多可怕；但如果女人都以为美丽就需要大动干戈，那又该多遗憾！轻医美时代的到来，让女人的美，简单明了。人们对这种美容方式的狂热程度正在节节攀升。

轻医美不是让人换上另一张脸，变成另外一个人，而是根据各人的五官结构、肌肤等细节，作出微调，得到最美的呈现。我深信，每个人的五官都有自己独有的特色，而无创皮肤美容的细节修饰，正是不着痕迹地让你特色中美的部分，发挥得更加淋漓尽致，让你成为你自己，而不是某个人的克隆。那医美的尽头是什么？医美的尽头是让每个求美者接纳更好的自我，活得更自由。

谁说女子无才便是德，谁说女子"好色"不是慧？女子"好色"更需要智慧，需要懂得自己，需要了解皮肤美容医学的必要知识，才会变得更美。

皮肤美容的过程需要求美者和医生共同的努力，如果求美者对皮肤知识不了解或一知半解，就算医生再专业、再权威，也会让美容效果大打折扣。所以，我希望能够通过本书打破这种信息不对称的局面，纠正大家对皮肤美容医学的误解，了解常见的无创皮肤美容技术，并且懂得如何理性地去期望美容目标。

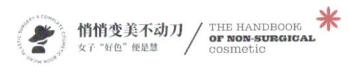
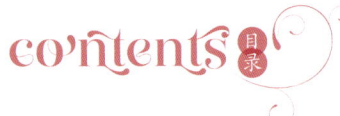

co'ntents 目录

VI...推荐序一　　VIII...推荐序二
X...自序

Chapter 01

认清轻医美

悄悄变美不动刀

...014

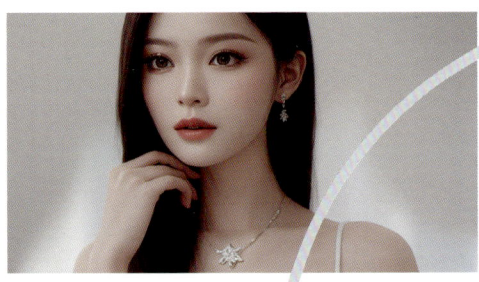

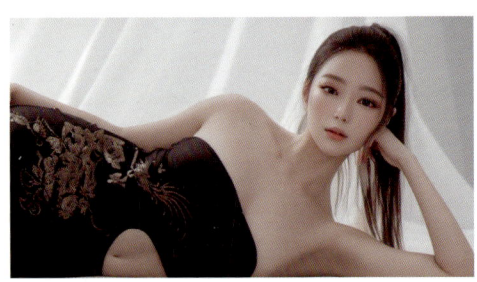

Chapter 02

抗衰联合

多层次联合让1+1>2

...030

Chapter 03

4D艺术线雕

穿越在指尖的艺术

...052

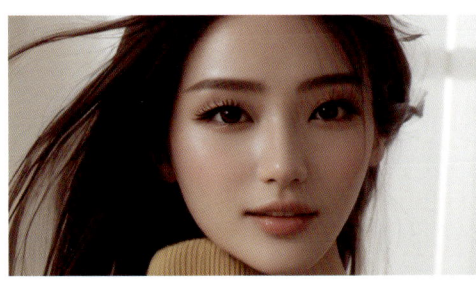

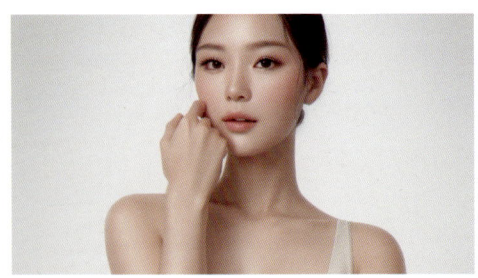

皮肤的营养及再生

衰老肌肤的二次新生

...070

Chapter 04

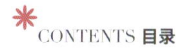 CONTENTS 目录

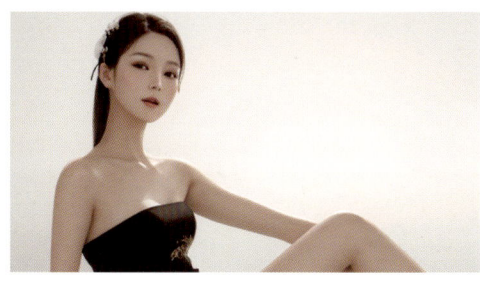

肉毒毒素
动态皱纹的橡皮擦
...096

 Chapter 05

光子嫩肤、点阵激光、飞梭激光
走进激光美容时代
...120

 Chapter 06

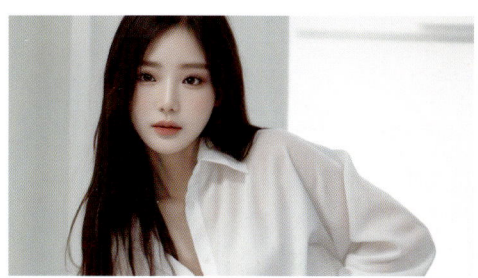

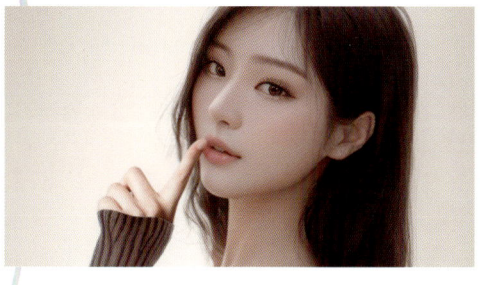

问题肌管理计划
告别色斑与痘痘
...134

 Chapter 07

抢救妊娠纹
"拯救"新方案
...144

Chapter 08

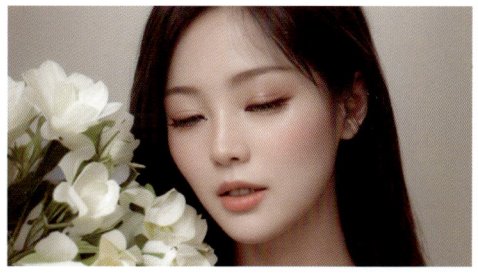

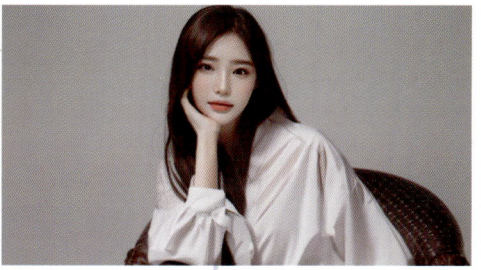

整合性疗法
我的美丽档案
...154

Chapter 09

178...后记

· XIII ·

Chapter 01

What is Medical Aesthetics
Beauty Without Surgery

认清轻医美
悄悄变美不动刀

- 悄悄变美的秘密
- 走进轻医美新时代
- 新生代,请听好

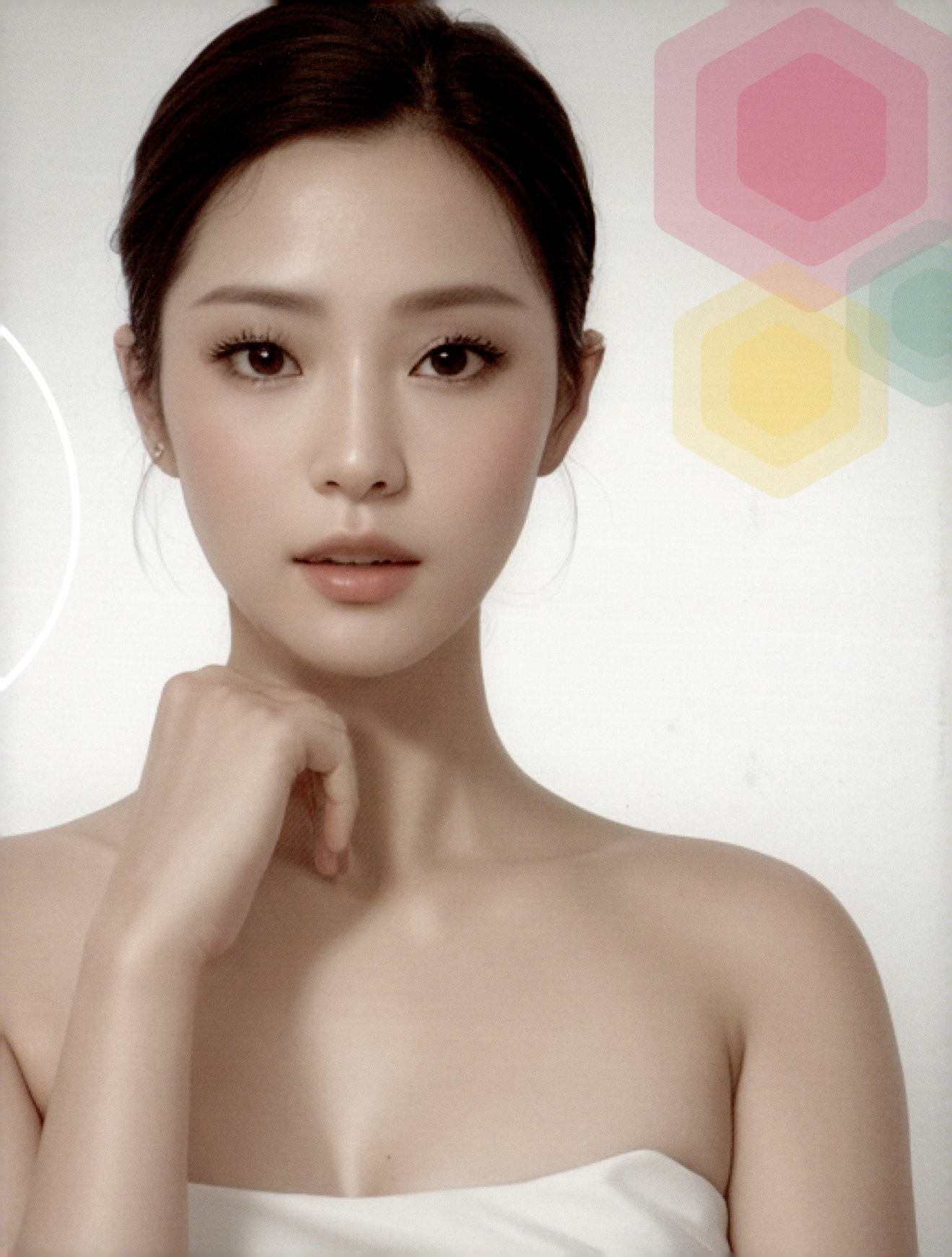

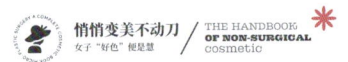

悄悄变美的秘密

❤ 明星们的美丽似乎是个谜

美丽能够让人更勇敢、更果决、更有自信与活力，让人活得更快乐、更精彩。追求美丽，是我们永恒的本性。

每个爱美的人都会羡慕经常出现在镜头前的女明星，她们看起来皮肤白皙，脸上没有一丝皱纹。可以当上明星的，大多是天生丽质，本身就是个美人儿，但为什么她们好像永远不会老，也晒不黑呢？明星们的美丽似乎是个谜。

随着年龄的增长，我们的皮肤会变得粗糙，脸色渐渐泛黄，皱纹也悄悄多了。明星们除了有上天的眷顾、天生好容貌以外，似乎还有抵抗岁月侵蚀的魔力，越活越年轻，越活越美丽。《生死时速》的桑德拉·布洛克如今已过六十岁了，但如果不告诉你，你能看得出来她的芳龄吗？妮可·基德曼光洁美丽的前额是她的标志之一，让人纳闷儿的是她的额头是不是永远不会长皱纹。几乎可以说，每一个镜头前的明星，都是意气风发、神采飞扬的，她们的肤质好得令人吃惊，五官精致得无可挑剔。

❤ 轻医美在娱乐圈、时尚圈是个公开的秘密

可能你会说，那都是开刀整出来的，谁不知道啊！如果还以为明星们的美丽都是开刀动手术的结果，那就有点观念落后了。

明星们的美丽都是"动了手脚"的，但不是传统意义上的开刀动手术，而是经过相对较为温和、非侵入性或微创的医学美肤技术，也就是大家俗称的轻医美得来的，例如注射填充物、激光治疗、微针、射频等技术，以此改善皮肤质量、减少皱纹、提升紧致度等，而不需要进行大规模的手术。

轻医美在娱乐圈、时尚圈已是个公开的秘密，越来越多的明星承认自己做过。还有很多明星们道出了自己的心声：如果是那种要动刀切开的手术，绝不会尝试，但能够接受像"热玛吉"这种光电美容。身材可以靠运动锻炼出来，但脸没办法；轻医美

就像快速健身法，艺人靠它变美丽无可厚非。

美丽并不一定就要动刀子把自己弄得不像原来的自己。把全世界唯一的一个自己，改变成另外一个人就是美丽的吗？我看未必。通过无创的小治疗巧妙地"修饰"自己不太完美的局部，做一个不失本原但更加美丽的自己，或许能让你找到更多惊喜！安全塑美，无痛无痕，改动一点美丽全局，这些对现代医疗技术来说已经不是难事了。让人们悄然变美的秘密武器已经来到我们身边。

❤ 轻医美得到越来越多人的青睐

轻医美，这道被明星们心照不宣地悄悄享用的美丽大餐，如今逐渐走入普通人的生活。

近年来，随着经济发展和生活水平的持续提升，人们对于"轻便变美"的追求日益显现，相较于传统整形的高风险和高成本，轻医美更显"小而美"，拥有创面小、风险低、价格便宜、恢复期短等特点，对于大家有着较强的吸引力。

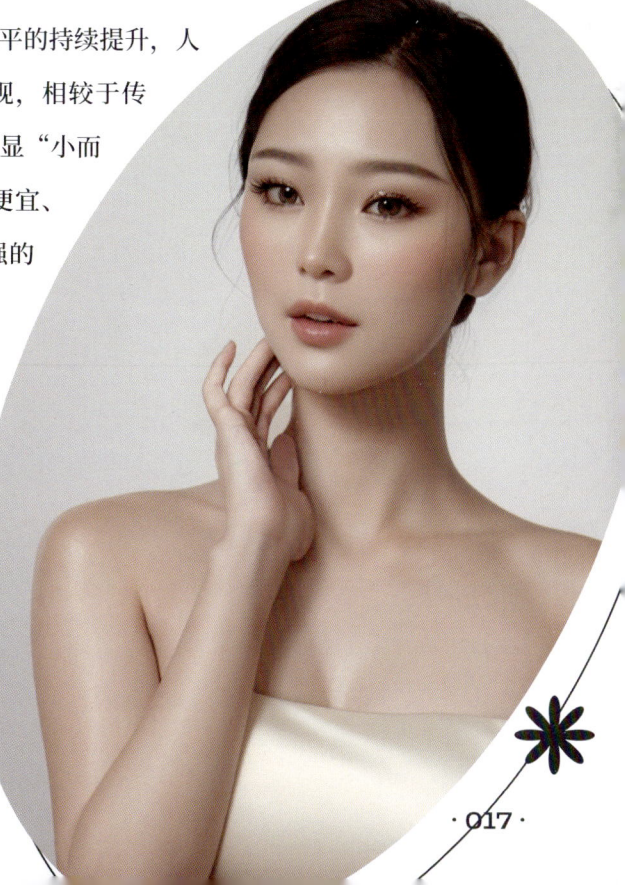

据腾讯《2024年度轻医美消费趋势白皮书》研究显示，越来越多的消费者对尝试轻医美的态度更为开放，也表现出更高的接受度和尝试意愿。72%的受访消费者表示越来越能接受轻医美相关的医美手段。其中，抗衰紧致是最为重要的轻医美需求，美白和提亮肤色紧随其后。

轻医美，一般是指通过非手术、微创或无创的方式，为顾客提供安全、自然且效果显著的医美皮肤管理、医美形态管理，以及多种问题肌肤的改善等美容服务。目前，市面上比较流行的分类为光电设备抗衰、激光治疗、化学剥脱、注射填充、生物技术、射频治疗等，具体点的话就是大家常见的水光针、光子嫩肤、热玛吉、超声炮、点阵激光、黄金微针射频等项目。

❤ 秋涛美丽主张——自然灵动，美在真我

当今时代，美丽早已不仅仅是外表的修饰，它是力量，是自信，更是每个人独特魅力的体现，是一种自然和谐与内在魅力的交相映辉，也是我们秋涛美肤一直倡导的"魅于内，美于外"，秋涛美丽主张是协助求美者追求的一种美学境界。

医美，是让每个求美者接纳更好的自我，活得更自由。从"多层次整合皮肤管理计划"、"皮肤生命周期管理"到"6DMC"，是医学的严谨，是技术的深研。从"魅于内，美于外"到"6DMC"再到"自然灵动，美在真我"，是美的状态，是美的理念。

希望大家更多是发掘并展现自己独特的内在魅力，而非追求千篇一律的标准美。"自然灵动，美在真我"的理念，不仅提升了皮肤护理的科学性和有效性，也为现代美学观注入了新的内涵，让美丽不再局限于表面，而是成为了一种深刻的生活态度和人生哲学。

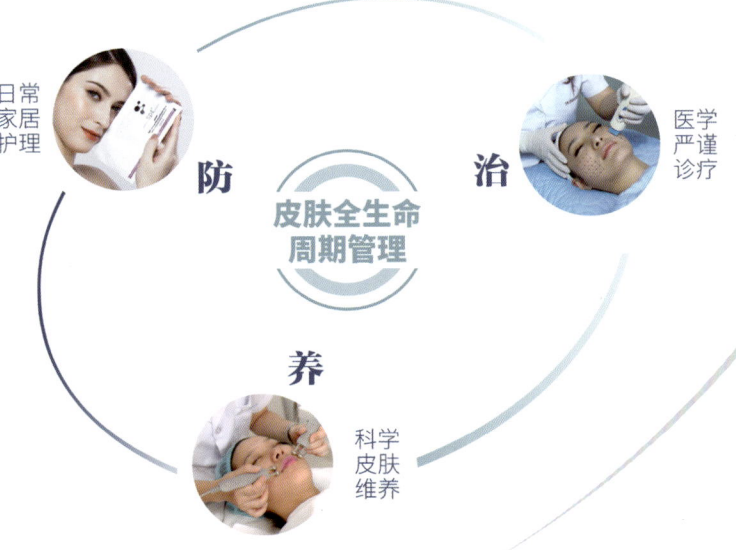

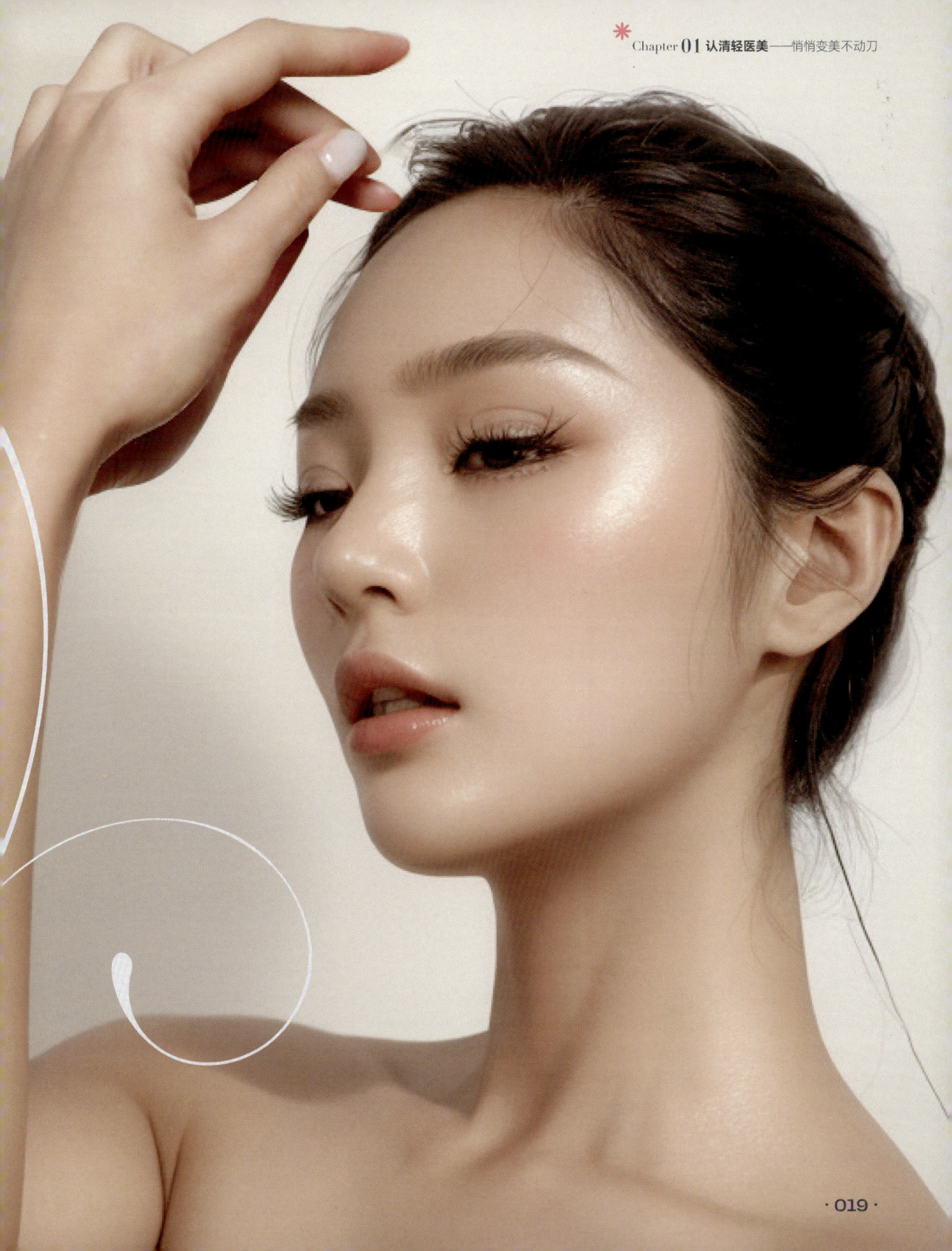

Chapter 01 认清轻医美——悄悄变美不动刀

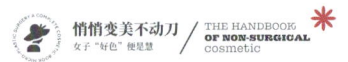

♥ 秋涛美丽理念——6DMC抗衰美学

2008年，我在深圳商报上率先提出的"多层次皮肤整合管理计划"和"皮肤全生命周期管理"的理念，倡导科学、健康、有效的个性化皮肤管理方案。

这不仅是对皮肤护理的前瞻思考，更是对美丽哲学的深刻阐述。结合深耕皮肤领域30年的经验，再经过16年的积淀与探索，"6DMC抗衰美学"应运而生，这是我及我的团队对肌肤抗衰理解的升华，也是对美学追求的新高度。

"6DMC抗衰美学"理念的核心在于，它不仅仅关注皮肤的表面改善，而是深入到皮肤的多个层次，考虑皮肤随时间变化的整个周期管理，旨在提供个性化的、综合的改善方案。这一理念的实施，通过秋涛6D童颜系列套餐得以实现，为不同年龄、不同需求的求美者提供了多样化的选择，让求美者能在每个生命阶段都保持一个好的肌肤状态。

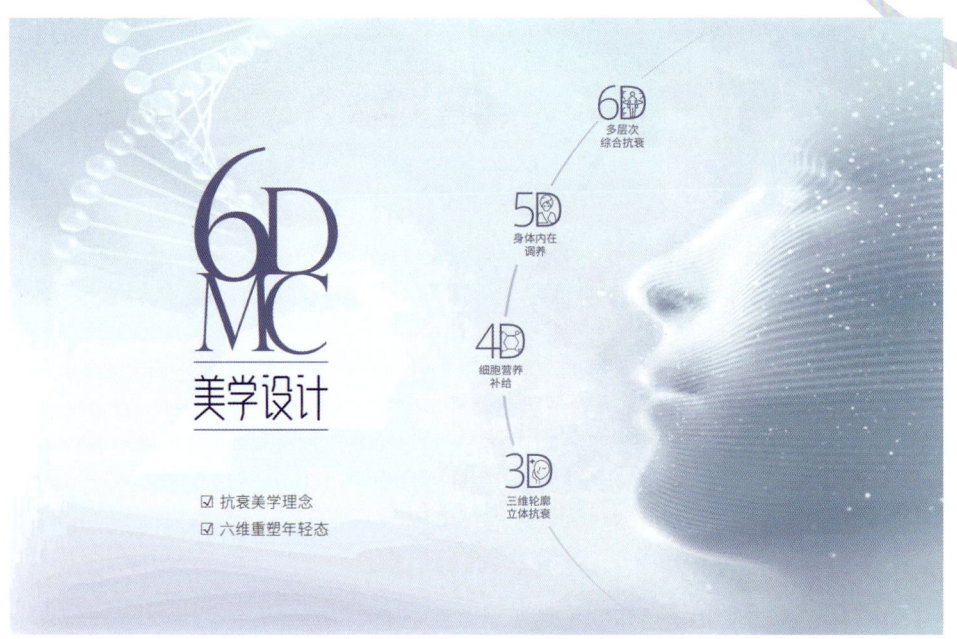

❤ 走进轻医美新时代
现今主流美容方式：轻医美

轻医美市场走过了初期发展，进入了稳健发展的阶段，正逐渐成为大众美容的新宠，其日益提升的接纳程度正吸引更多首次尝试者。随着市场教育的深化及监管机制的不断完善，公众对轻医美的认知壁垒逐渐消解，同时，医学美容技术的不断更新迭代与大家审美观念的转变，也让轻医美愈发被更多人接受，接受度的逐渐提升也展现为更开放的态度与更强的尝试意愿。

现如今，轻医美的选择相当广泛，选择轻医美治疗一定要把自身需求、期望值以及经济状况综合起来考虑。有的爱美人士容易跟风，喜欢跟随市场爆品，一听说别人安利就迫不及待地尝试，这种欠缺考虑的做法也比较容易产生反效果。我们一定要慎重行事，不要进入"病急乱投医"的误区。

想要寻找到最适合自己的技术，必须要先了解自己的问题所在，接着找资料并且向专业人士咨询，再决定接受哪些项目的治疗。现在最受欢迎的轻医美，主要包括Thermage®（热玛吉）、4D艺术线雕、水光针、人源化胶原蛋白、肉毒毒素、PRP自体细胞肌肤营养、光子嫩肤、超声炮、黄金微针射频等。有了这些各式各样的仪器和注射材料，让很多难以改善的美容问题，都迎刃而解了。

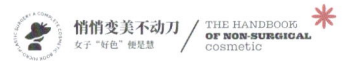

Thermage®FLX（热玛吉）

治疗脸部及身体局部松弛下垂，拉提、紧实肌肤，使面部轮廓变得更清晰，同时提高肌肤弹性，达到恢复年轻的效果。

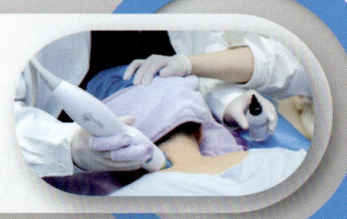

超声炮

超声波能量令老化的胶原蛋白收缩，并刺激胶原蛋白增生和重组，快速紧致皮肤，改善皮肤衰老导致的松、垂、皱纹等问题。

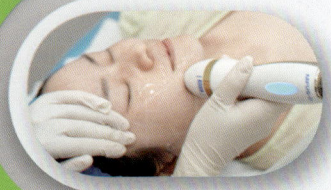

4D艺术线雕

个性化的方案设计，修饰面部及身体轮廓，提升、紧实肌肤，精致五官，提升胸部、臀部，改善蝴蝶袖等。

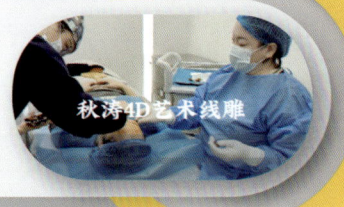

水光针

快速补充肌肤水分，抚平细小干纹，水亮肌肤。加强皮肤的保湿能力，防止水分流失，让干燥的皮肤恢复弹性。可达到收缩毛孔，美白保湿，提亮肤色的效果。

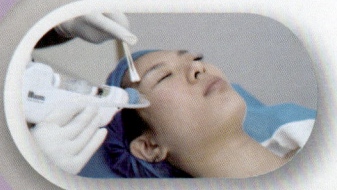

FOTONA 4D Pro

改善法令纹、口角囊袋、嘟嘟肉等口周肌肤，眉间纹、鱼尾纹、眼袋、黑眼圈等眼周肌肤，毛孔粗大、斑、颈部皱纹、下颌缘轮廓不清等问题。

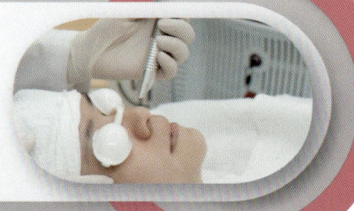

黄金微针射频

利用射频能量刺激胶原再生和重塑,进而达到提升皮肤紧致度,缩小毛孔,抚平痘坑,减轻细纹,改善肤色不均的作用。

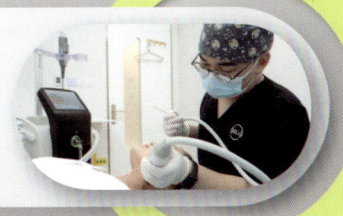

肉毒毒素

改善动态皱纹,包括鱼尾纹、抬头纹、皱眉纹等;改善局部肌肉肥大所导致的国字脸、萝卜腿等。

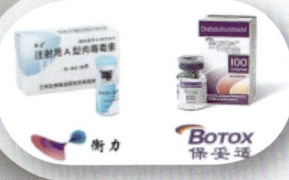

中胚层疗法

补充细胞所需营养,促进皮肤营养性再生的能力,恢复肌肤弹性和年轻状态。应用广泛,可改善皱纹、皮肤松弛、疤痕、黑眼圈等问题。

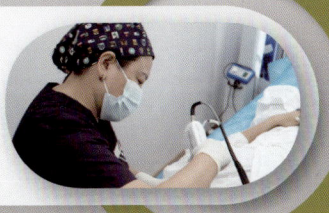

光子嫩肤

轻轻松松改善各种色斑、痘印、粗糙、多油、多毛等皮肤问题,让皮肤看起来白白亮亮、水水嫩嫩。

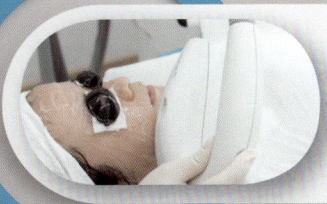

点阵激光、飞梭激光

集合胶原培植、眶周美雕、皮肤重建于一体的激光美容技术,填补了激光改善皱纹、淡化疤痕的空白。

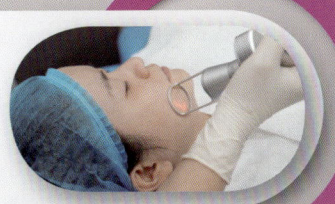

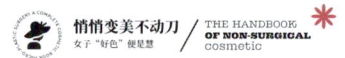

❤ 找对医生很重要

  轻医美其实并不轻,他的效果呈现更多的在于医生的方案设计和治疗交付,我们可不能花了一笔不小的费用却没得到较好的效果。如何通过不同产品搭配设计进行最合适的治疗,临床经验丰富和专业的医生就显着尤为重要。

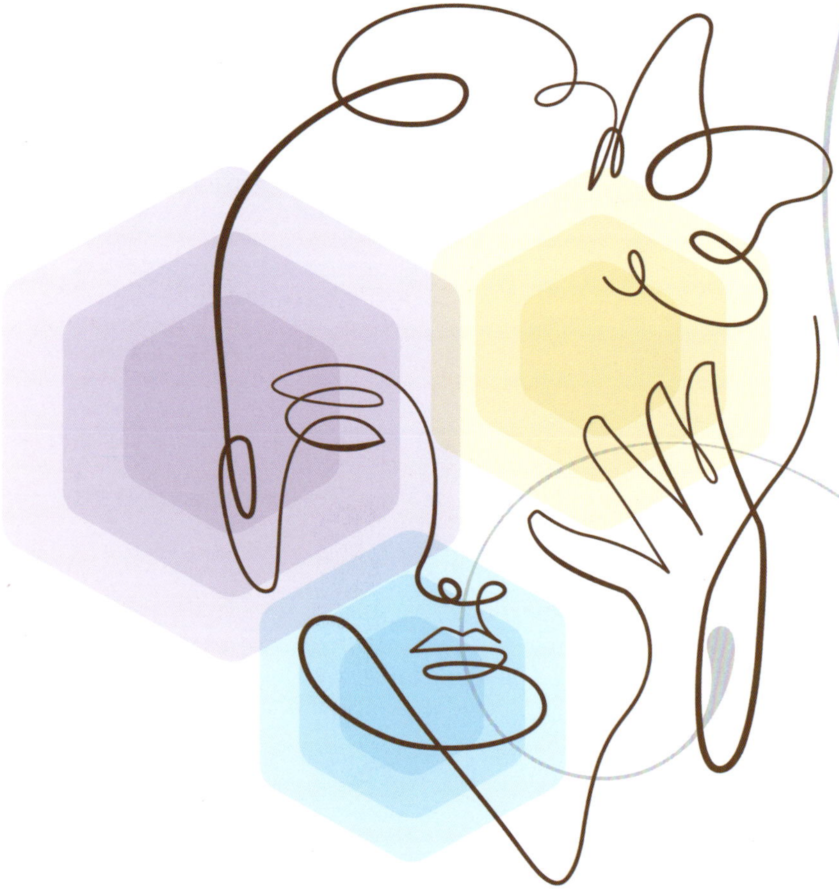

新生代，请听好

科学看待，理性医美

我从事皮肤医学美容三十多年，接触了不用年代的求美者，从一开始的60后、到70后、然后到80后、再到现在的90后、00后，遇到过很多爱美的朋友，为了追求美丽，却受到了本不该承受的伤害。除了对不良的商家加以道德上的谴责以外，还要指出的是，我们要学会理性医美和正确的了解自己的肌肤需求。

咱们求美者对自己的问题要有大致的认识，才能避免走弯路，也能更好地和医生沟通，这样治疗起来事半功倍。在30余年的接诊过程中，我总结了一些大多数人都会遇到的问题，在此列一些和大家共同分享下。

不同的年龄段代表着不同的肌肤阶段。而不同的年龄阶段面临的问题是不一样的，像90后和00后大概是属于年轻肌肤或者是轻熟龄肌肤的这个阶段，而同时这个群体有个特点是获取信息的能力特别强，爱尝试，那么面对这个阶段的求美者更需要理性医美，在爆炸式互联网信息下得学会辨别，避免冲动。

其实我们肌肤的衰老，主要是从25岁以后逐渐开始的，我觉得医美实际上是我们人生的成长阶段，尤其25岁以后，需一直甚至可以说伴随终身的一种不可或缺的手段和方法。但前提必须是恰当的使用才能带来正面的效果，过度的滥用可能会适得其反。

如果是90后，30+以上的轻熟龄肌肤可能就需要面临一部分的抗衰老的问题出现，那就需要结合每个人自身肌肤问题，比如具体是表皮还是真皮的衰老，再针对性的来选择超声炮、热玛吉、还是中胚层等抗衰老项目。

如果是00后，相对来讲整个状态还是属于未进入衰老状态，这种年轻肌肤更多应该是日常要科学规范的护理，比如光子类或水光类的维养。但这个阶段通常会伴随有美白需求、熬夜导致的黑眼圈问题或者一些痘痘、毛孔粗大等肌肤问题，这些其实通过医美也是能得到很好的改善，面对这些问题我觉得不要过度医疗就行，此时恰当选择适合的方案就显的尤为重要。除此之外，日常需做好清洁、保湿和防晒的基础工作。

同时，相比于60后、70后、80后，90后和00后的获取信息能力特别强，但互联网爆炸式的信息传播也是把双刃剑，面对鱼龙混杂的信息，需具备较强辨别的能力，才不会陷入误区。

在选择医美上，不管是哪个年龄层的求美者，除了要去筛选医疗机构和医生，你还需要对自己的肌肤问题有大致的认识，才能更好的进行理性判断。同时选择一个和你同频的治疗医生作为你的美学设计师是很重要的。

❤ 衰老与延缓衰老

爱美心切，急于年轻化自己的容貌；明知人不可能不衰老，但是又希望自己能青春永驻，这些都是求美者的普遍心理。

衰老不是一天形成的，美丽也并不是一蹴而就的。要想年年18岁显然不太现实，可几乎90%的求美者都会问同一个问题："我做了这个治疗可以年轻多少岁？"

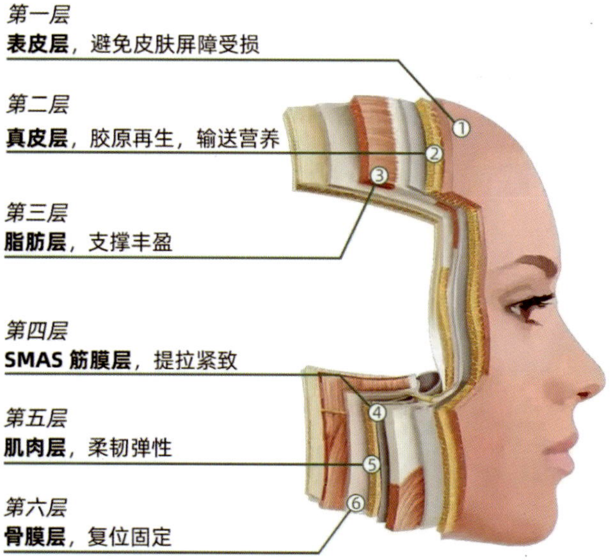

第一层 **表皮层**，避免皮肤屏障受损
第二层 **真皮层**，胶原再生，输送营养
第三层 **脂肪层**，支撑丰盈
第四层 **SMAS筋膜层**，提拉紧致
第五层 **肌肉层**，柔韧弹性
第六层 **骨膜层**，复位固定

图1-1 面部衰老原因示意图

我们所能做的最大努力，就是将你的皮肤调整到一个比较理想的状态。抗衰老治疗更注重的是如何延缓衰老的脚步，而不是令人完全不会衰老。当然，做完治疗后是一定会有显得年轻的效果，但用"年轻多少岁"这样空泛的定义来形容改善程度，只能更空泛。每个人对年轻的看法都不一样，因此这个不能成为衡量治疗效果的标准。

抗衰老是一场需要我们长期战斗的拉锯战，需要毅力和决心坚持下去。通过医学的治疗后，衰老有所改善，但过后就不做任何保养，等于给皮肤吃一次大餐就再也不给皮肤吃米饭了，这样衰老还是会如期光顾的。保持美丽的皮肤可不是医生一个人的事情，求美者应与医生并肩作战，与时间赛跑，才能赢取美丽和延长青春。

❤ 依赖性与永久性

谈到医美，爱美的人们期望值都非常高。除了要看到实际的效果外，最常见的问题是：接受这个治疗能够让美丽持续多久？会不会对治疗产生依赖性？以后不再接受同样的治疗了，皮肤会不会变得更糟糕？

追求"一劳永逸"的想法可以理解，谁都想只花一次钱就能换来使用一辈子的东西。说白了，就是有点贪心，这是人之常情。行业内也的确存在一些比较混乱的概念。就拿注射改善皱纹来说，的确有些资料宣传某些填充剂的改善皱纹的效果可以维持终生，但是我个人不推荐使用。人体是一个有机体，肌体各方面的功能处在不停变化的动态进程中。比如说你到了40岁，某一天突然发现自己吃虾会过敏了，而以前是不会的，这就很直观地说明了人体免疫功能是会变化的。如果注射了一种不能被完全代谢又取不出来的物质，谁都不能保证若干年后随着你年龄的变化，身体会不会对这种存留的物质产生不良反应。

从另一个角度来讲，美是有流行性的，人体各个组织的形态也不是一成不变的。每个人不论是身体的还是面部的轮廓，都是日日在变化的。今天合适的填充部位和形态，过一段时间后未必就合适，当时看起来挺美的，以后却慢慢变得不协调甚至丑陋。如果是永久性材料的话，想要改变，可能就不太容易了。

至于依赖性，一般而言，只要你接受的是真正的医疗项目，肌体组织都不会对其产生依赖性。如果一定要说有依赖性，那也只是个人对美的一种追求，对追求到的"美"产生依赖。因为，习惯了自己漂亮时的状态，当疗效逐渐失去时就希望挽回曾经拥有的美丽。还有一个观点认为医美会上瘾，我不太赞同这个讲法，应该讲是爱美的心理会上瘾。今天皱纹改善了，变美了，明天可能就会看着自己脸上的几个色痣不顺眼，从而继续接受去色痣的治疗；到了后天又发现自己鼻子有点儿低……总之，越美的人儿会越爱美，这是人之常情，谁都不会觉得自己美够了。

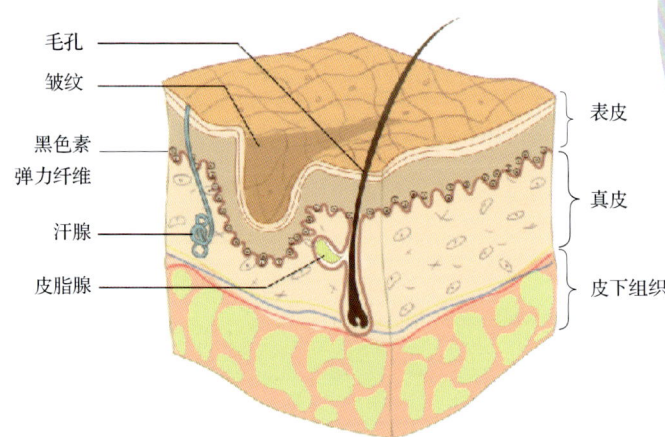

图1-2 皱纹示意图

❤ 安全永远是最重要的

对于求美者来说，她们既不是病人，也不是患者，只是单纯有一颗变美的心，提升自己的生活品质。这么一来，医学美容技术的安全性就显得尤为重要。实现任何效果的前提，最要紧的就是保障安全。

美容，不论是医学美容还是生活美容，说到底都是用来锦上添花的，以健康和安全为代价换取的美丽是不值得的。

❤ 什么时候开始做医美

有些人总是病了才会去找药吃,病到已经熬不下去了才去找医生;而很多爱美的人总是到了皱纹一条条、色斑一片片的时候,才想起来去治疗。难怪经常听到爱美的人抱怨:"这么多的皱纹,好烦呀!原来是笑起来才有的,现在是不笑也看得到,用什么产品都不管用!"

看着这些皱着眉头的人,我就在想,如果她们年轻的时候就开始保养自己的皮肤,也不至于三十多岁就出现静态纹了。如果在刚出现皱纹的时候就积极找医生治疗,衰老是完全可以延缓的呀!

一般25岁以后,皮肤就开始了老化的进程。每个人的遗传基因和生活环境不同,皮肤出现的问题和开始的时间也会有所差异。但是,如果想要避免问题的发生或者延缓衰老的出现,预防是很重要的。预防的方法很多,根据不同的肌肤,选择不同的方案才会起到好的预防效果。

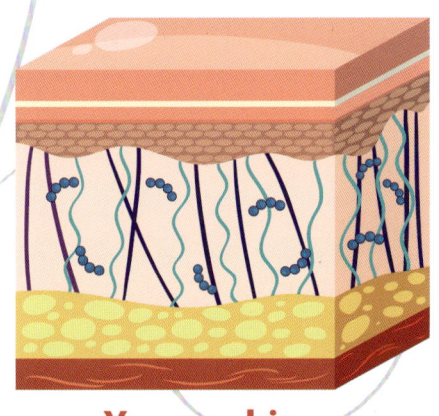
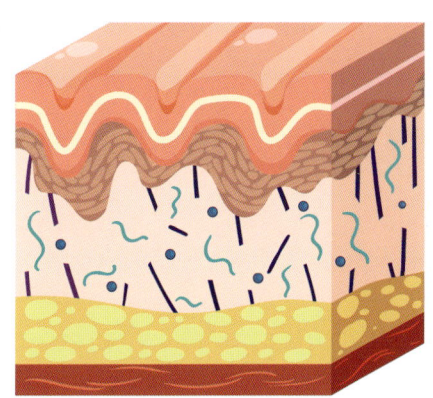

图1-3 年轻皮肤和老化皮肤示意图

Chapter 02

Anti-Aging Combination

Multi-level combination makes 1+1>2

抗衰联合
多层次联合让1+1>2

- 提拉紧致的魔法，让面部更精致
- 运动不到的地方，你注意到了吗
- 衰老无处不在，Thermage®保鲜青春
- Thermage®联合4D艺术线雕，让时光倒流的魔法

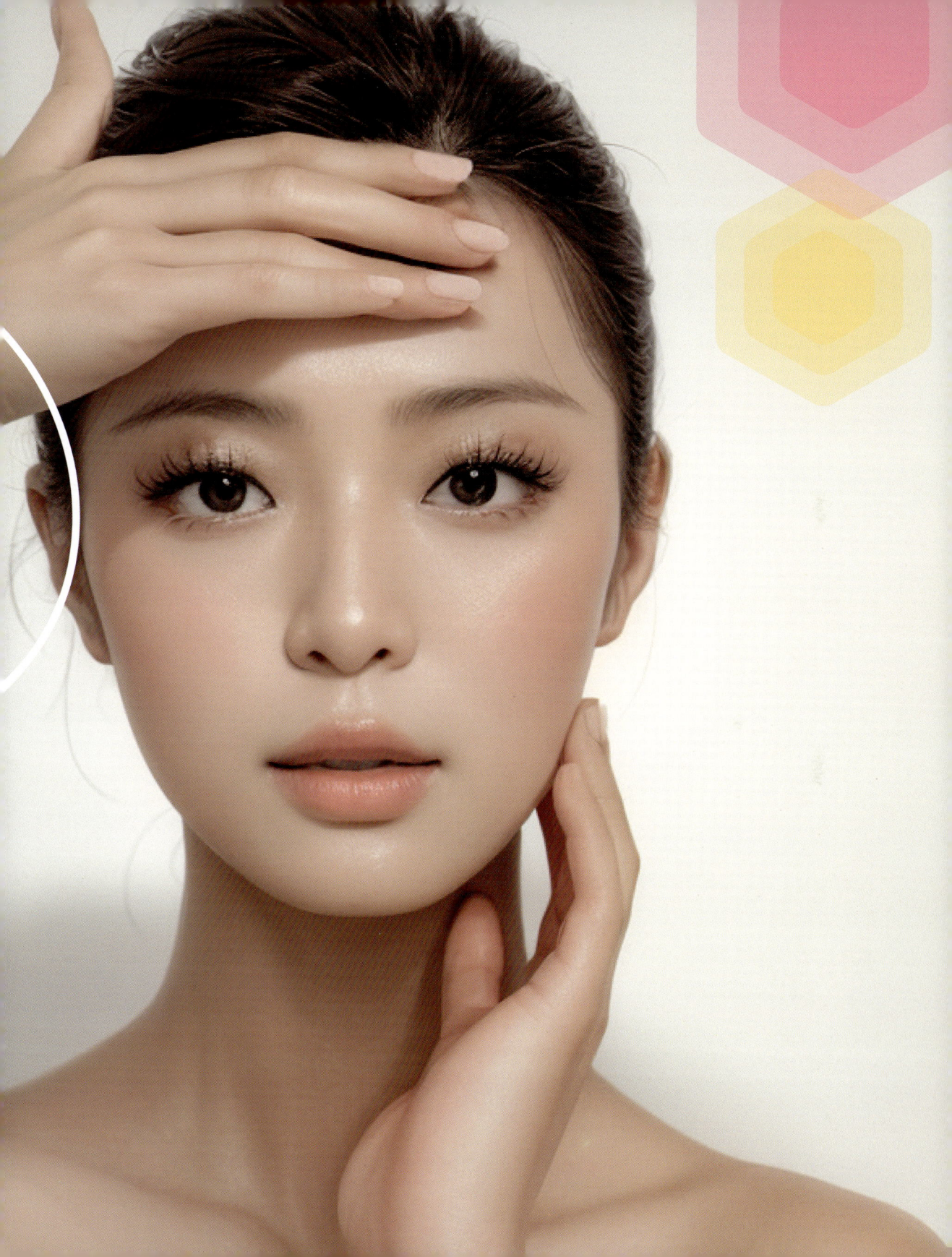

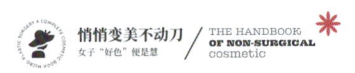

❤ 调慢时间指针,延缓青春脚步

我的第一位临床案例是来自上海的顾客黄女士。从外表上看,黄女士像个二十多岁的年轻女孩,打扮时尚新潮,衣着光鲜亮丽,皮肤更是白皙细嫩,完全看不出岁月的痕迹。但她告诉我,她已经36岁了,是两个孩子的妈妈。

我完全相信黄女士的话,就凭她对设备的性能和技术的了解。她几次追问我关于Thermage®的问题,问得非常专业,甚至带有学术性质,普通顾客很少有这么高水准的提问。但她问了,说明她非常了解Thermage®,而且早知道答案,只是想试探我是否熟悉设备的性能和操作。

那些问题当然难不倒我,我更好奇的是,黄女士怎么会不远千里从上海找到我们的呢?她睁大眼睛说:"我只是找Thermage®的时候找到你们的。我找了很多电波拉皮,却都不是Thermage®。"皮肤美容和传统医学治疗有个相同点,许多人不看重医疗设施,但看重有名气的医生,她却是我第一次遇到的不冲医生而是冲设备来的顾客。我的虚荣心多少有点失落,可是又非常高兴黄女士对Thermage®有那么深刻的认知。

我问她:"你的皮肤在同龄人里面算是保养得很不错的,为什么还想做Thermage®呢?"黄女士有自己独到的护肤见解:"先天皮肤再好也离不开后天的正确保养,就像是种花一样,花朵开得再灿烂,不浇水、不照阳光的话很快就会枯萎,怎么可能保持美丽?我每天都会腾出一些时间做简单的护理,两年做1~2次大的保养,这样的搭配才能给皮肤最好的营养。"

早在2009年,这些国内还没有通行的护肤理念,黄女士已经懂得并在自己身上实施了,她的皮肤还像二十多岁时那么年轻,不是没有道理的。遗憾的是,大多数人心里都有这么一种定向思维:皮肤松弛是三四十岁以后的事情,保养应该是到了那个年龄才该做的。殊不知,抗衰老是个长期的过程,等到连自己都看不下去时才想到治疗，那已经有点亡羊补牢的味道了。应该像黄女士这样，懂得未雨绸缪，才可以享受紧致肌肤带来的美丽与自信。

❤ 极限双娇1+1>2，畅想美丽年轻

美，从来都是艺术品。

女人生来懂得美的搭配，热衷于追求协调美。新买的上衣要配好同款式的鞋，春季洋装要搭一个暖色的包包。原本抢眼的单品在女人的巧手穿搭下，更引人注目。因为她们懂得，在美丽上，只要搭配好，1+1的效果大于2。而极限双娇正是满足于此，采用Thermage®联合4D艺术线雕的方法，带你畅想极致的抗衰效果，年轻体验直线上升。画景要先构图，定好这幅画要怎么画；再搭框架，描摹出大致的形态；最后挥洒色彩，或浓或淡，最终展现出一幅令人惊叹的艺术品。

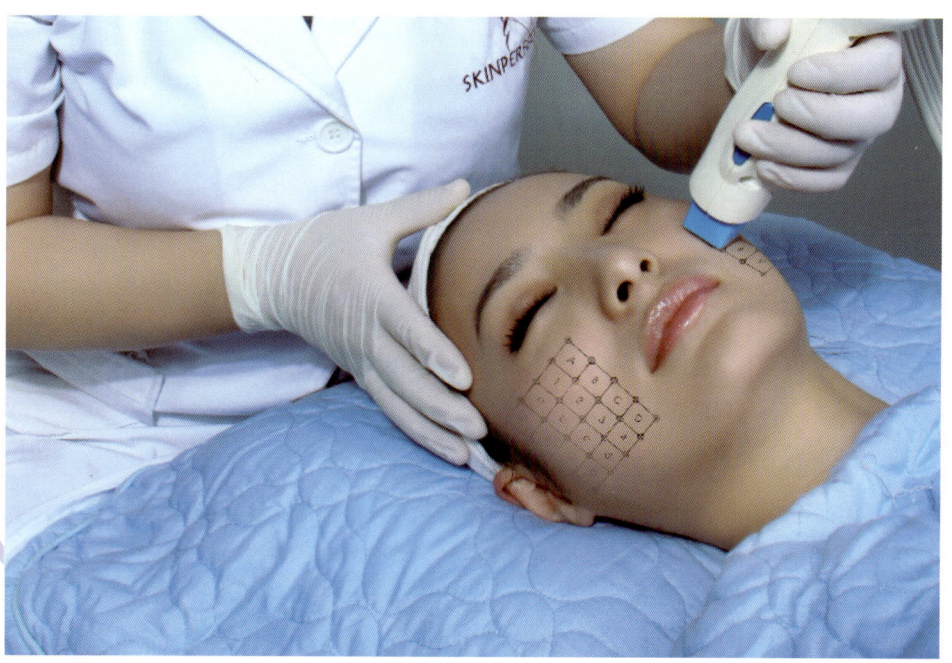

图2-1 Thermage® 治疗示意图

重塑年轻肌肤就像画画一样，先由专业的医生构图，帮你设计好整体的治疗方案，精确到每一步细节；然后搭建"框架"，4D艺术线雕搭好支撑起肌肤的架构，提拉轮廓重塑皮肤支撑网；再填充"色彩"，Thermage®补充皮下胶原组织，令肌肤仿若新生般回到胶原满满的少女期，由内而外重建肌肤的年轻活力。Thermage®作用在肌肤的真皮层，偏重于紧致肌肤，以"面"的形式整层作用在皮肤上，改善肌肤松弛；4D艺术线雕则互补于Thermage®，偏重于提拉塑形，以"线"的形式牵引着肌肤结构，改善肌肤的垮塌下垂问题。极限双娇，帮你一步扫除肌肤松、垮、垂，"画"出一个更年轻的你。

我们无法躲过衰老，终有一天皮肤会松弛，但是我们可以选择衰老的方式。Thermage®、4D艺术线雕等现代轻医美仪器和技术，已经可以帮助我们放缓时间的指针，让自己优雅地老去，美丽地老去。

❤ Thermage®热玛吉，电波拉皮始祖

早在2002年，美国Thermage®公司的Thermacool设备已得到美国FDA认证并通过了美国国家多项专利认证，并于2004年获欧盟CE认证。随后，Thermage®凭借良好的临床效果，迅速风靡了全球八十多个国家和地区。

Thermage®，（又俗称为热玛吉、热酷紧肤、塑美极、热世纪），2004年来到台湾。为了方便消费者记忆，台湾的医学机构就为这款设备取了一个形象的中文名字：电波拉皮。这个名字直观易懂，很快就流传开来，真名"Thermacool"反而没有多少人知道。我引进Thermacool后，结合它的功效为它命名为"热酷紧肤"，也挺受顾客欢迎。后来国内其他医美机构陆续引进Thermacool后，才开始有了其它叫法。

直到2009年3月，Thermage®才拿到中国国家食品药品监督局NAPA认证，从而让内地消费者有幸一睹电波拉皮的庐山真面目。美国FDA及中国NAPA的双重认证，使它的权威性不言而喻。

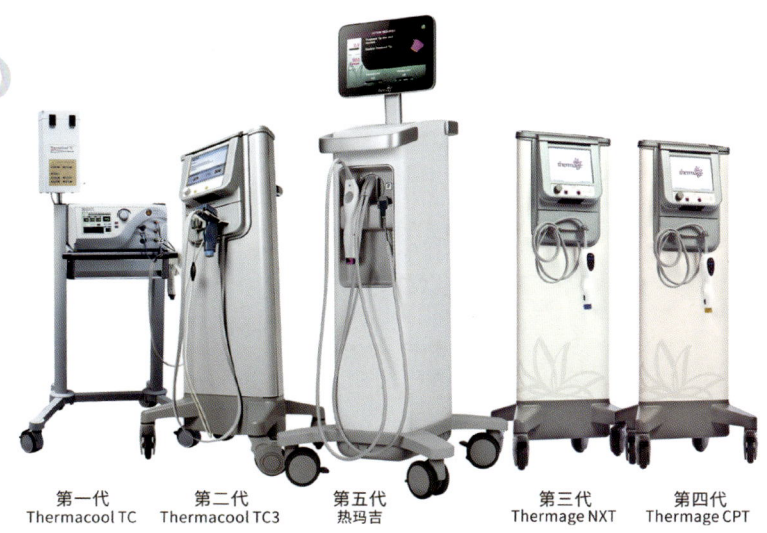

图2-2 热玛吉第一代、第二代、第三代、第四代、第五代

新一代Thermage®FLX技术不断更新升级，治疗能量更加精准、治疗效率更高、治疗舒适感更好，业内称它为第五代舒适版热玛吉。相比前面几代而言，由于硬软件的升级及操作手法的优化，更好平衡治疗效果与舒适感，痛感极低。

自2009年引进了Thermage®TC仪器并投入治疗后，我和团队对这款风靡全球的仪器治疗效果进行了总结分析，并于2010年8月发表了有关Thermage®无创紧肤的论文，尽自己的微薄之力，让国内更多的爱美人士了解Thermage®，体验Thermage®带来的神奇效果。

从初代至第五代Thermage®，秋涛美肤成为了"五代同堂"的大满贯拥有者，每一款设备都见证了我们对技术创新的不懈追求。

❤ 松弛和皱纹大不同，抗衰黄金搭档1+1＞2

抛开设备的问题不谈，还有一点很重要的因素是很多人没有分清松弛与皱纹的区别。"皱纹"的概念我们在上文已经谈过，"松弛"则主要是指大面积皮肤的坍塌和下垂。大家应该都有见过脸上的皮肤耷拉下来或者皮肤整体松垂的人，这样的情况我们则称之为"松弛"。松弛的情况在两颊或者下颌是最常见的。

松弛和皱纹可以独立存在，也可能同时发生。对松弛、皱纹、松弛与皱纹并发这三种皮肤情况的处理方案是不一样的。只有对皮肤有深入的了解，对各种治疗方法有全面深刻的认识与研究，才能选择最好的治疗方案。混淆这些区别的顾客，坚持用治疗松弛的办法来改善皱纹问题，或者反之，都是错误的。

Thermage®看名称就知道是一款紧肤仪器，主要起到提升、收紧皮肤的作用，改善松弛的问题的同时，也顺带改善了部分皱纹问题，其主要用途不是改善皱纹。有皱纹的人，皮肤可能并没有松弛；而皮肤松弛的人，脸上不一定有皱纹。许多人误以为Thermage®可以改善皱纹，要求用Thermage®来完全除皱，这就不太合理了。硬要将一种与自己皮肤问题不相符的治疗方式往自己身上套，试图有满意的效果，往往是南辕北辙，最后会让你失望不已。再好的"药"也不能包治百"病"，这一点我们一定要明白。

在临床上，因为松弛往往伴有下垂，为了能达到更好的治疗效果，我一般采用Thermage®配合4D艺术线雕的方法进行紧实提升，一般都会非常满意。二者的结合是种全新的技术重组，在非手术抗衰老技术中他绝对是实力派的大明星！

此外，超声炮联合Thermage®热玛吉（又称热超联合）也能达到很好的抗衰老效果。堪称是抗衰姐妹花了。通常来说，热超联合两台抗衰老设备各有所长，往往能达到较大的互补组合效果，也就是大家通常说的1+1>2。

❤ 热超联合为什么能1+1＞2：

治疗层次互补——皮肤各层次抗衰

热玛吉治疗的层次是在真皮层，通过治疗头大小的不同可以分别治疗面部、眼周以及身体。

超声炮提升则将能量聚焦在皮下更深层的浅筋膜层，将松弛垂坠的老化筋膜再次提起，起到深层抗衰提升的作用。

技术特色互补——缺一不可

各自特点不同，超声炮更侧重于轮廓的提拉塑形；而热玛吉则更侧重于整体的肌肤紧致抗衰。

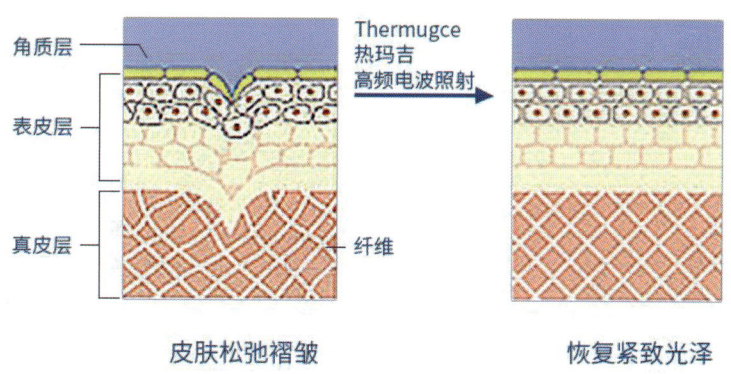

图2-3 超玛吉的作用层次

❤ 一次治疗可以年轻一辈子吗

在做Thermage®治疗前，要先做基础的面部清洁，把脸部的油脂完全清洁干净。然后给脸部补充足够的水分，接着医生会用Thermage®专用的打格纸在脸上印上标记，并会根据各人不同的情况调整施打重点。为了让射频能量更好地传导到皮肤，还配有Thermage®专用的耦合剂，涂抹在施打部位。

Thermage®的使用，对医师的要求很高，只有规范的操作和大量的临床经验才可确保治疗的安全性和有效性。有人会问，那是不是做了一次Thermage®就可以年轻一辈子呢？抱有这样想法的人实在是太多了，只要仔细想想，你自己也会觉得这太不现实了。

我们的皮肤是在不断变化的，衰老是不可逆转的，我们能做的只是延缓衰老。所有的抗衰老治疗都只是帮你延缓衰老的步伐，而不是让时光停止甚至倒流，Thermage® 也不例外。没有一劳永逸的治疗方法，但不等于放弃抵抗，眼睁睁地看着衰老吞噬自己的容颜。鼓起勇气主动出击，细心呵护我们的皮肤，一样可以在变老的路上保持美丽的尊严。

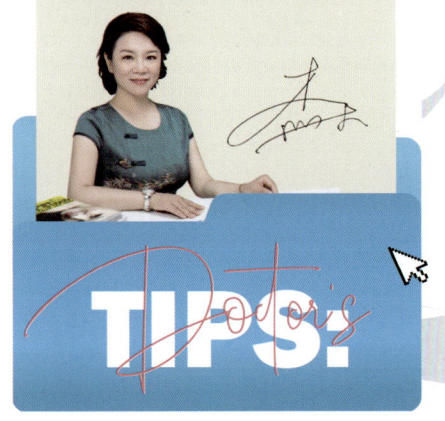

市场上的射频设备五花八门，有些机构为了便于区别，根据作用的强度将这些设备分为医疗版和养护版。医疗版的射频紧肤设备就是 Thermage®，养护版的有些也叫做冰点射频。对一些皮肤松弛轻微或者皮肤尚未松弛的皮肤问题，冰点射频也能起到很好的预防作用。

大家在选择治疗项目时，要先明确自己的需求和问题所在，然后才会得到适合你的治疗方案和满意的效果。

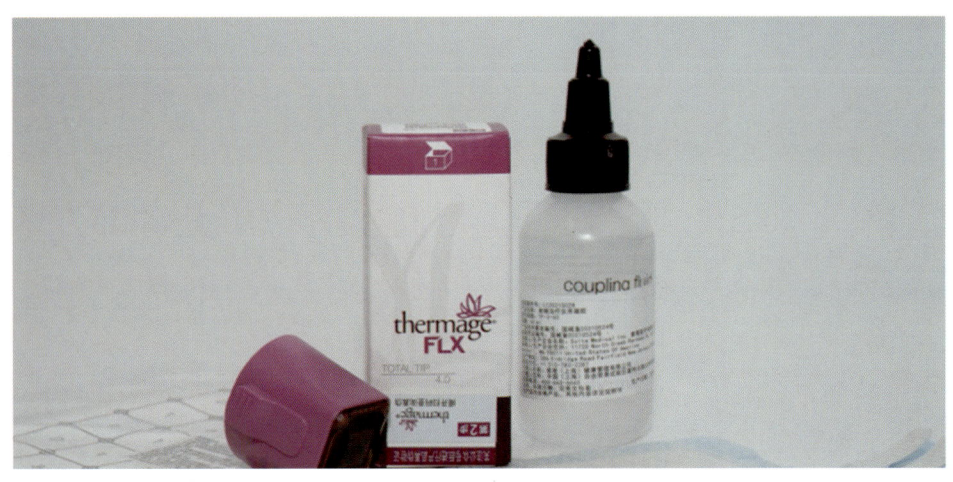

图2-4 Thermage® 专用耦合剂、打格纸和治疗头

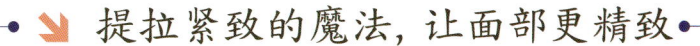

提拉紧致的魔法，让面部更精致

适用范围： 全脸皮肤松弛		**疗程建议：** 1年左右1次	
治疗时间： 45～90分钟		**恢复时间：** 无	
疼痛指数： ★★☆☆☆		**维持时效：** 约1年左右	
安全系数： ★★★★☆（注：4个半星）		**费用预估：** ¥10000~30000	

即使最豁达的女人，才能把皱纹当做岁月的礼物，但相信皮肤松弛，绝对是任何女人解不开的心结、挥不去的噩梦。不必依靠电脑模拟影像，也不必去想象自己60岁后的光景，只要坐在椅子上，拿一面镜子，将它放在双膝，再低头往镜中看——脸部松弛、下垂，如断掉的弹簧，失去了紧致和弹性。这张充满了老化痕迹的脸，正是皮肤与地心引力抗衡的结果。

❤ Thermage® 全脸治疗不会被人察觉

林女士来拜访我的那天，脸上戴着一副大大的墨镜，显得非常神秘。原来她是一个电视节目主持人。林女士开口就诉苦："现在娱乐圈年轻一代的新人层出不穷，压力很大，除了充实自己的内在，外表也不能忽略。但岁月不饶人啊，你看，我的法令纹开始有些深了；不知道怎么回事，这段时间好像还出现了双下巴，上镜后非常明显……"

我很理解林女士的焦灼心情，保持美丽的形象，这对天天面对公众的她来说尤为重要。仔细检查了她的面部情况，发现她眼皮有一点松弛，但还没到需要手术的地步；整个面颊部略有下垂，导致下颌线不够清晰。我建议林女士使用全面部Thermage®。她没有耐心听我讲Thermage®的原理，只想知道效果如何，最好是立竿见影的，而且不要被别人看出做过治疗。

我告诉她，做Thermage®只需要一次就可以了，治疗的效果很自然，不会有开刀拉皮后产生的皮肤紧绷、表情不自然的状况，更不会有伤疤，完全不会被人察觉。除了刚做完有点泛红，皮肤基本没有不舒服的地方，可以照常上班，当年许多参加"逆时光飞行之抗衰老美容一日游"的顾客，就是冲着Thermage®的这一特点才远道而来。但是，在效果方面则需要一些耐心。

因为Thermage®是通过刺激皮肤的胶原组织，使其增生来达到皮肤紧实的，所以它的效果分为两个阶段：一是完成治疗后，即时会有明显的紧致变化；二是在治疗后，胶原蛋白经过2~6个月的增生，皮肤状态会渐渐达到峰值。而这种效果，在黄种人身上一般可以保持1~2年。

❤ 脸上有些热，刺痛感并不强烈

林女士在设备的选择上十分慎重，听到新一代Thermage®的优势后，她毫不犹豫地说："我这人挺怕疼的，想治疗过程舒服一些，效果也想更理想！我选第五代舒适版热玛吉吧！"

Thermage®是一个精准度很高的皮肤医学项目，治疗前需要在面部印上用于定位的格子。卸妆、洁面、补水，一切就绪后，我请护士在林女士的额头、双颊和下巴等地方印上了格子。看着镜子中满脸的格子，林女士开了个玩笑："我的脸成了布满坐标的地球仪！"

治疗中使用到的治疗头正是Thermage®的专利技术。别看它不起眼，可是一个多功能模块。它可以同时释放出射频和冷喷气，既可以为真皮层加温，又可以防止表皮被烫伤。而且治疗头所包含的治疗次数是固定的，一发表示能量释放一次。当规格限定的发数施打完后，治疗头就不能再释放能量，而是变成一个记忆芯片，里面详细记录了顾客的治疗数据。

开始正式施打，我先将Thermage®系统的能量调低，看林女士能不能忍受这样的热感，再慢慢地调高能量。林女士说脸上有些热，几乎感受不到刺痛感。这种微热的感觉，就是射频产生的热能正在穿透皮肤直达真皮层，在真皮层形成轻微的热损伤，从而刺激胶原蛋白再生。

这时,护士在旁边帮我记录施打过的格子,这样我就可以按照标记来施打,不会出现遗漏或是重复的状况,以保证皮肤均衡受热。

约30分钟后,左脸的治疗能量全部施打完。护士把镜子递给林女士,她吓了一跳,镜中左脸的法令纹明显变淡,两边的脸看起来竟然大小不同。林女士催我赶紧做右脸的治疗。1个小时后,治疗终于完成。护士帮她清洁掉面部的格子,然后搽上镇静保湿乳液。林女士休息约15分钟后,我请医护人员帮她安排好两个月后的复诊,她就可以直接回家了。

❤ 把摄影师给搞糊涂了

两个月后,复诊时间到了,客服通知林女士回来看看。林女士觉得治疗并没有什么问题,效果也非常满意,应该不需要复诊。但为了慎重起见,我还是建议她按时复诊。

林女士依约复诊时,我翻出术前照片看了看,现在她的皮肤紧实多了,眼睛也比较有神。我问她:"有没有人觉得你看起来不太一样?"

林女士笑着说:"大部分人都说我最近精神比较好,几个好朋友还问我最近换了哪个化妆师,眼妆画得很棒,眼睛变得圆圆亮亮,呵呵。只有摄影师最聪明了!他怀疑我去整形,但又觉得不可能,我们天天一起工作,哪有时间整形?真是把他给搞糊涂了。"

我们两人相视而笑。我很好奇,追问林女士有没有公布"正确答案"。林女士很得意地

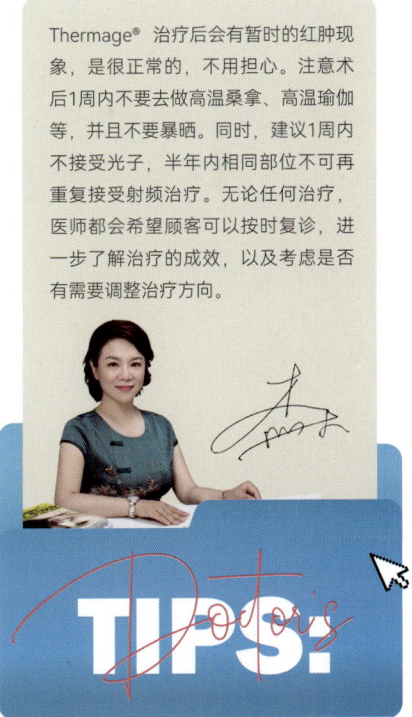

Thermage® 治疗后会有暂时的红肿现象,是很正常的,不用担心。注意术后1周内不要去做高温桑拿、高温瑜伽等,并且不要暴晒。同时,建议1周内不接受光子,半年内相同部位不可再重复接受射频治疗。无论任何治疗,医师都会希望顾客可以按时复诊,进一步了解治疗的成效,以及考虑是否有需要调整治疗方向。

说:"有啊,后来我就大方承认做了 Thermage®。这年头开刀整形的人这么多,做个无创的治疗没什么大不了的嘛!"

几个月后,林女士带着小礼物来看我,我差点儿没认出她来。半年时间不到,Thermage®的效果已经全然显现了。

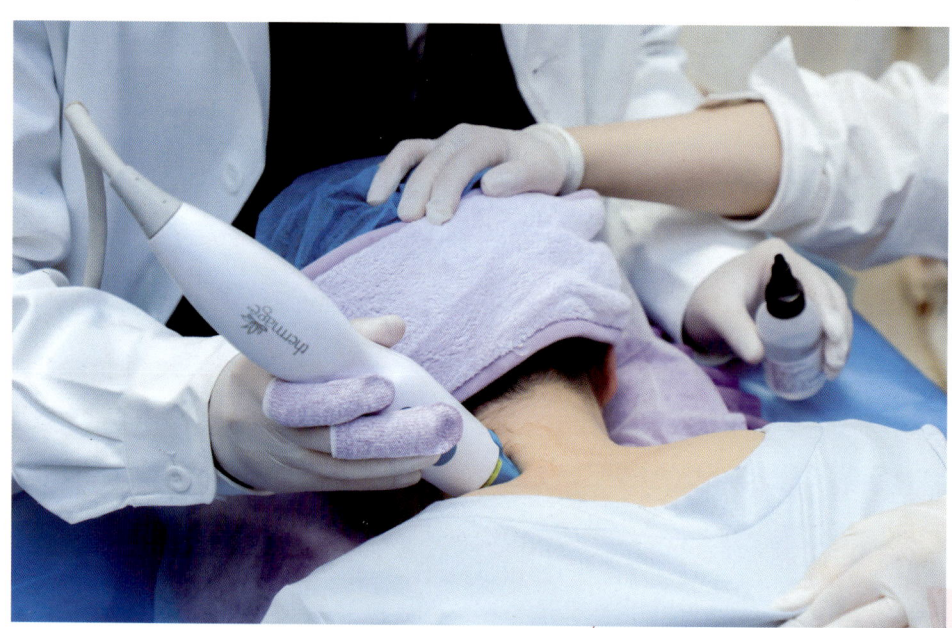

图2-5 ThermageFLX的颈项部治疗

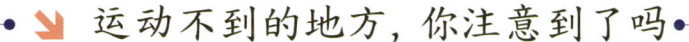

运动不到的地方，你注意到了吗

适用范围：上臂松弛、腹壁松弛	疗程建议：1年左右1次
治疗时间：30~90分钟	恢复时间：无
疼痛指数：★★★☆☆	维持时效：约1年左右
安全系数：★★★★★	费用预估：¥6000~30000

真正的优雅与美丽是体现在细节上的。有些美女看起来并不胖，脸蛋精致，身材也匀称，可惜在胳肢窝处却肥肥大大的，仿佛全身不该有的多余赘肉全都堆积在那里。这就是"蝴蝶袖"手臂，它绝对是优雅与美丽的大敌。手臂瘦得像根豆芽当然不好看，但有了"蝴蝶袖"，也使手臂与整个身体的比例显得极不协调。另外，如果腰、腹部的赘肉一圈圈，出现所谓的"游泳圈"，也会让你的形象大打折扣，无缘摇曳的风姿，更别说穿性感的露脐装了。

❤ 轻松改善"蝴蝶袖"

蝴蝶是美丽的化身，那两双色彩斑斓的翅膀，连人类也羡慕不已。聪明的服装设计师别出心裁，仿照蝴蝶的翅膀设计出了富有法式浪漫意味的"蝴蝶袖"。这种风格的衣服，双袖宽松优美，举手投足间随风飘扬，如同蝴蝶振翅飞舞那样优雅迷人。

可是，身上真长了一双"蝴蝶袖"可就不太妙了，因为那是上臂松垮下垂的赘肉。在肱三头肌(上臂后缘)的位置，即上臂内侧腋窝下边，会长有两片赘肉，我们形象地叫它"蝴蝶袖"，也叫"拜拜肉"。这两块肌肉面积大、使用机会少，如果不是特别加强锻炼的话，即使是在天生丽质的瘦美眉身上也会变得软塌塌的，让整个身材显得比较臃肿。

许多人用运动的方式来改善这个"蝴蝶袖"的问题。通常的做法是：将左臂向上伸直，右手在肘关节处握住左臂，向左手臂根部不停地用力刮这部分肥厚的脂肪，力度以让肌肉恰好感到轻微酸疼为宜。

这个苦兮兮的法子，其实不太受欢迎，也很难收到效果。现在有Thermage®+EXILIS ULTRA360 胶原枪，问题就容易改善了。此外，同样的办法也适用于大腿内松弛、橘皮组织等问题。

这两种技术结合起来，就像是给你的蝴蝶袖"做了一次深度SPA。Thermage®主要是皮肤紧致，使现有胶原蛋白收缩并刺激新的胶原蛋白生长；而EXILIS ULTRA360 胶原枪作用于更深的皮肤层，进一步促进胶原蛋白的再生。这种双重作用下，不仅可以减少多余的脂肪，还能显著提升皮肤的紧致度，让你的摆脱多余的肉肉。如果有条件的话，可以试试FOTONA 4D Pro超V光可能会有更加惊喜的收获。

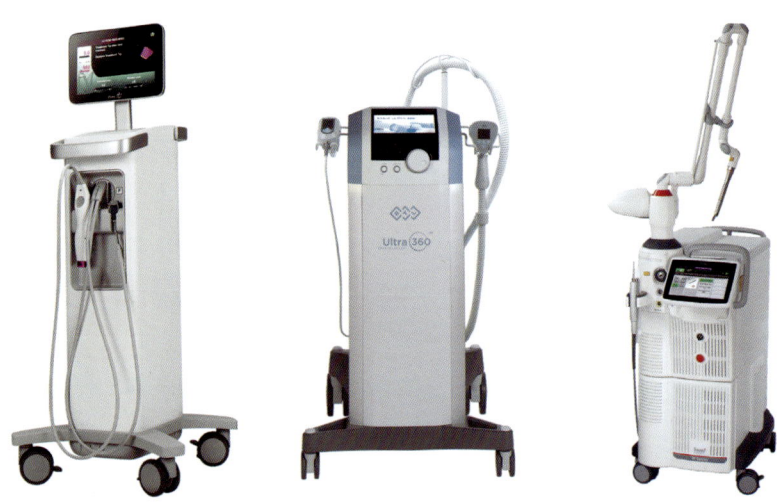

图2-6 第五代热玛吉、EXILIS ULTRA360 胶原枪、FOTONA 4D Pro超V光

❤ 不运动、不挨饿，重塑小蛮腰

除了"蝴蝶袖"，还有一个很难运动到的地方也会堆积脂肪，这个部位就是腰。

各种各样节食、运动等减肥方式许多人都尝试过，却改变不了松垮垮的"游泳圈"。其实，腰、腹部肌肉松弛也可以通过Thermage®+EXILIS ULTRA360来改善，不需要运动、不需要挨饿，就可以让你的小蛮腰更加迷人。

有一点需要注意，Thermage®比较适合软绵松散的"游泳圈"。它可以改善这种"游泳圈"松垮下垂的状态,让"游泳圈"变小、变得紧实。但如果是非常结实的"游泳圈",采用Thermage®治疗的话,效果不会太理想。这种情况下,热超小蛮腰就是很好的选择。热超小蛮腰是联合热玛吉和超声炮作用于不同层次,从表皮到真皮,从皮下到筋膜的胶原新生、层层收紧之功效,从而达到紧紧实腹部肌肤,塑形腰腹形态,增加腹部Q弹手感,实现腹龄年轻化之目的。

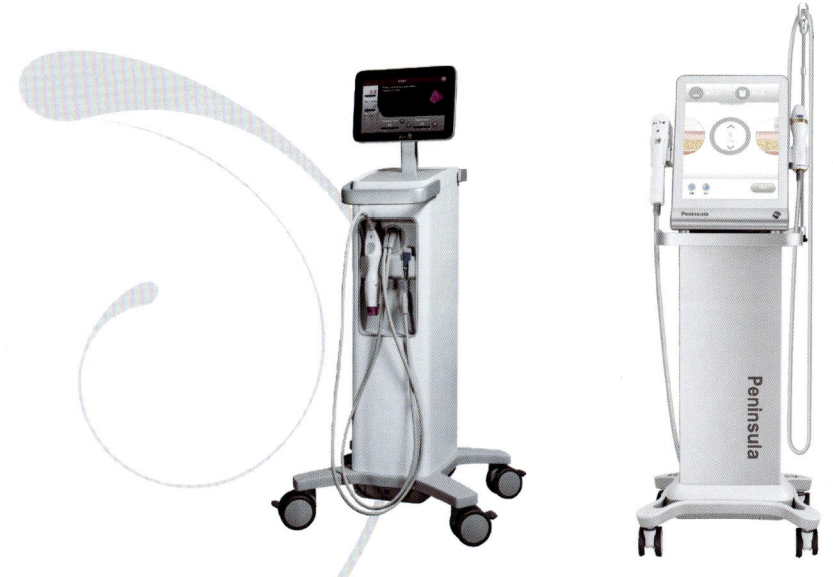

图2-7 热超联合(热玛吉联合超声炮)

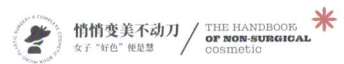

衰老无处不在，Thermage®保鲜青春

适用范围：颈部或眼部皮肤松弛	疗程建议：1年左右1次
治疗时间：45分钟左右	恢复时间：无
疼痛指数：★★★☆☆	维持时效：约1年左右
安全系数：★★★★★	费用预估：¥10000~30000

"岁月不饶人"，这话真实残酷得让人心碎。随着年龄的增加，皮肤松弛是必然事件，这让人既难以接受又无法抵抗。首当其冲的是眼周皮肤，眼皮几乎是全身最薄的皮肤，大约只有0.4毫米，所以弹性最快减弱。上眼皮一松弛，眼睛就容易变成"眯缝眼""三角眼""八字眼"。另外，不少大美女依然面容姣好、体态轻盈，但松弛、下垂的颈部却让人看起来有点儿胖，而且显得比实际年龄大5岁！怎么办，总不能为了掩饰这些问题天天戴墨镜或者穿高领衣服吧？

❤ 眼周皮肤总是优先松弛

我们的眼皮这么柔软、纤细，富有弹性，所以我们才能轻松自如地眨眼睛。可是，眼睛的眨动频繁，运动量如此大，眼皮就成了优先松弛的部位。下眼皮衰老容易形成眼袋，而上眼皮松弛则会导致眼皮下垂。

上眼皮耷拉下垂后，如果不去护理的话只会日渐加深，遮挡住眼睛的光华，让人的老态一览无遗。虽然可以通过手术去掉眼睛上眼皮松弛的部分，可很多人并不愿意接受手术，所以会选择Thermage®或激光来紧实眼皮。

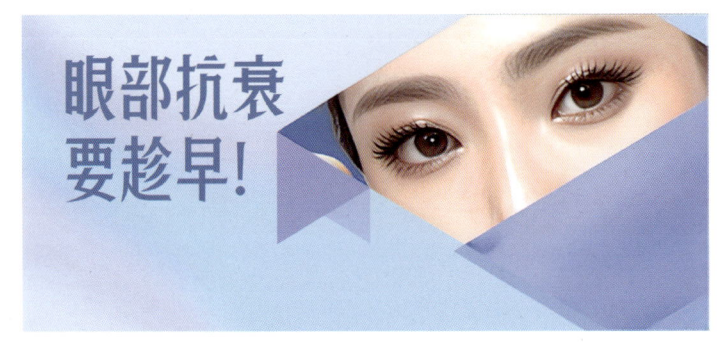

有人会担心，眼周Thermage®会伤害脆弱的眼睛。其实，眼部Thermage®治疗已经做足了充分的保护工作：首先是印上眼周打格纸，再滴上眼部专用麻醉药，使

用润滑剂在眼罩上进行湿润；最后，当黑色的Thermage®小眼罩备好时，就可以使用眼部专用的治疗探头开始治疗了。眼周Thermage®治疗只需半个多小时，能够帮助紧致肌肤，改善眼纹。若伴有鱼尾纹、泪沟的问题，可以结合黄金微针射频或者4D艺术线雕等做整体化治疗。

❤ 热玛吉360°关注的不止是面子

已经说过，许多人习惯了细心呵护脸部，却忽视了对颈部的保养，这对我们辛苦的脖子真是太不公平了，其实颈部皮肤衰老的速度比脸上的要快一倍！如果你属于很少运动的人，又或者热衷减肥，忽胖忽瘦的，那么颈部皮肤松弛一定在所难免。相对于身体的其他部位，颈部还有一个劣势，就是脂肪较少。随着年龄的增长，体内的胶原蛋白流失，缺少脂肪的颈部就会很快失去皮肤弹性，松弛、皱纹就像噩梦一样挥之不去了。

有人说过，颈部的状况可以看出一个人的品味。这话一点儿也不假，所以不要等到颈部挂满了松弛的皱褶才后悔，我们的颈部也应该像脸部那样纳入日常美容保养的范围。有了Thermage®，就可以随时改善颈部皮肤的松弛问题。

要气质，看肩颈。对于想要改观富贵包、斜方肌、肌肉僵硬、脂肪堆积、肩颈组织松弛等问题。但又没时间锻炼的人群就需要一种外在的助力方法：热玛吉360°

热玛吉新打法中的环颈打法，针对的重点

> 眼部松弛除了可以采用Thermage®进行治疗之外，还有其他很多的激光、中胚层、射频等治疗方案，它们各有千秋。至于颈纹改善，不要过分迷信任何一种治疗，在皮肤医学乃至整个医学领域，没有任何一种治疗是全能的，只有强强联合，才能达到较完美的效果。如果你不了解各种具体的医疗技术，可请医生详细介绍，再结合自己的皮肤症状，有针对性地选择合适的治疗，这样才会让你有一趟完满的美容之旅。

部位是颈后筋膜层与软组织之间的区域、下颌支持韧带和颈阔肌下颌韧带，以实现面部轮廓的环状收紧，同时环颈对于肩颈的健康和体态也有帮助。

紧致的不是一个点、一条线的紧致，而是整个操作区域一起产生紧致的作用，改善颈部轮廓及颈纹、富贵包，让肩颈线条更加优美。望其项背、气质彰显，从背到肩到脸，全面提升整体气质。

「热玛吉360°环颈」打法深受大众的喜爱，说明人们对肩颈"美学"的认知不再局限于以往的"面子""颜值"了，而是冲出表"面"，同时追求体态、气质和健康自然，这也将是医美领域的一个认知跃进。

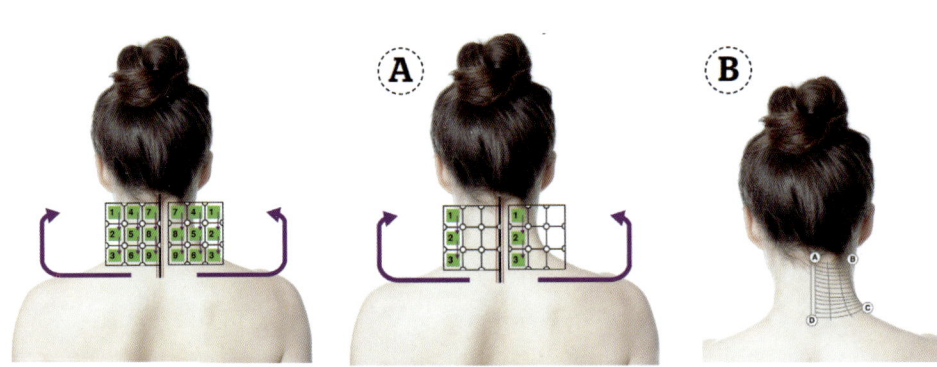

➥ Thermage® 联合4D 艺术线雕，让时光倒流的魔法

适用范围：	肌肤松弛，下垂，有皱纹	疗程建议：	1-2年1次
治疗时间：	60～90分钟	恢复时间：	一周左右
疼痛指数：	★★☆☆☆	维持时效：	约1～2年左右
安全系数：	★★★★★	费用预估：	¥30000～60000

不老女神这出现实中的童话，最先是发生在娱乐圈里的。那些陪伴了我们青春的明星，时至今日看上去竟然比我们还要年轻，每每出现在镜头前，仍然肌肤娇嫩，美丽如初。其实世间哪有什么长生不老，有的只是女人爱美求美的一颗心罢了。明星褪去光环以后也是普通人，会老，会丑，但她们懂得利用轻医美让自己慢一些老去。而现在，越来越多的人加入到了她们的行列……

❤ 无法隐藏的年龄

Sophie是一个全职妈妈，有一个8岁的儿子和一个1岁多的女儿，即使不上班，每天还是忙得昏天黑地。儿子正是顽皮的年纪，管教起来很费劲；女儿还小，起居饮食要照顾到方方面面；老公基本上只管挣钱，家里什么事都要Sophie一个人打理，完全没有旁人想象中全职太太的舒服惬意。更糟糕的是，这两年Sophie老得越来越快，明明只有30几岁，看起来却有四十出头。她从小喜欢的演员就是法国电影明星苏菲玛索，也是她英文名的由来。但女神依旧光彩照人，自己却越来越老。

哪个女人不希望青春永驻，即使不能隐藏年龄，让人家惊叹一句"你看起来真年轻"，但至少也要避免说破年龄以后的尴尬。Sophie从去年开始就在打听有没有好的抗衰老方法，顶级护肤品都换了几个牌子却收效甚微。就在上个月，她从朋友那里了解到我们，如同溺水之人抓到浮木一般，立马打电话过来预约就诊。

❤ 拒绝整形，我要美得自然

一见面，Sophie最先问我的是治疗以后会不会看起来很明显，像整过容一样。

原来她的家庭有些保守，不太能接受整容。我向她推荐了Thermage®联合4D艺术线雕，改善面部下垂和松弛的线条，提拉紧肤一步到位。当下Sophie就预约好了下周一的治疗。

先给她做Thermage®，在卸妆、洁面之后，脸上涂麻药，一切准备就绪，治疗就开始了。刚开始，我设置的能量并不高，将探头在Sophie面部上轻轻施打；她表示没有不舒服之后，我再逐渐调高能量并告诉Sophie，有任何问题都可以举手示意，我会暂停治疗。40分钟很快就过去了，治疗非常顺利，Sophie的脸颊看起来紧致多了，像是小了一圈。她整个人也都处于完全放松状态，还笑着说，原来治疗也没有想象中那么可怕。

❤ 谁说全职妈妈与美丽绝缘

稍作休息，我们又接着做4D艺术线雕。艺术线雕不是使用类似Thermage®的治疗探头，而是用一根根可吸收的PPDO线进行深层的提拉治疗，让面部变得紧致，同时还能起到细腻肤质的效果。我根据Sophie的肌肤状态，将线材埋在了重点问题部位，仔细观察面部提升的情况，做些细节的调整。这部分也很快就结束了，护士帮Sophie清洁面部，并拿镜子给她看，Sophie惊喜地发现，自己面部皮肤收紧，细纹和法令纹也不再明显了。她连连说，李教授，你在我脸上施展什么魔法啊，好神奇！

两个月后，Sophie回来复诊，开心地说她朋友都夸她变年轻，再也没有人说她像40多岁。开家长会的时候，还有家长来问她是怎么保养的呢。她决定从现在开始，每天都保持愉快的心情；在打理家庭的同时，还要好好地护理自己的皮肤。

很多原本光鲜亮丽的女人，在婚后都被家庭琐事所包围，每天忙丈夫忙孩子，渐渐忘记了要宠爱自己。其实，谁说妈妈们就一定要被贴上"年老色衰"的标签呢，我们照样可以规划时间，规划生活，做一个精致优雅的女人。

Chapter 02 抗衰联合 多层次联合让1+1>2

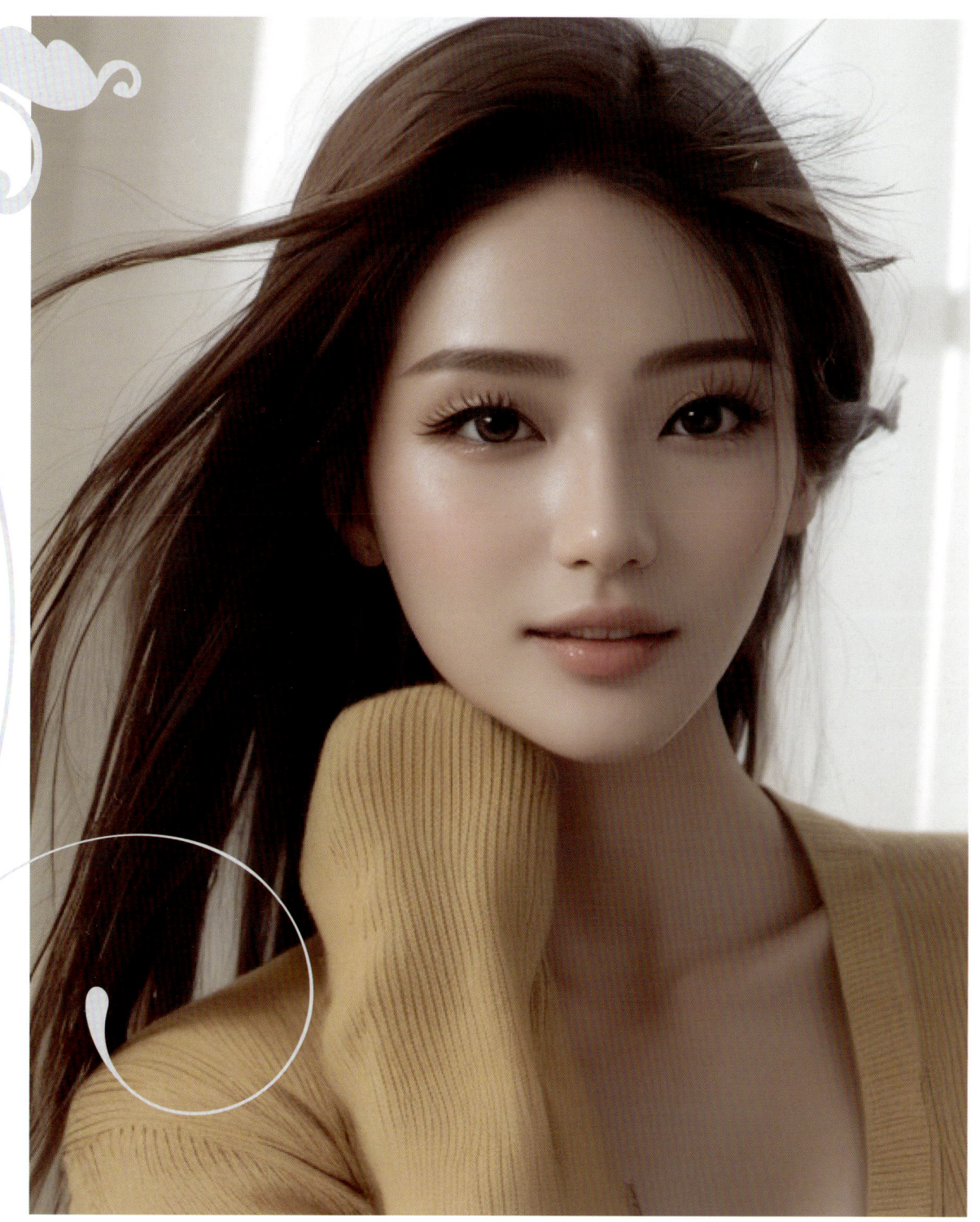

Chapter 03

4D Art Line Carving
The Art of Craftsman

4D艺术线雕
穿越在指尖的艺术

- 无V不致，最爱小巧明星脸
- 苹果肌，人见人爱俏美人
- 打破魔皱，皮肤光滑得像PS美图

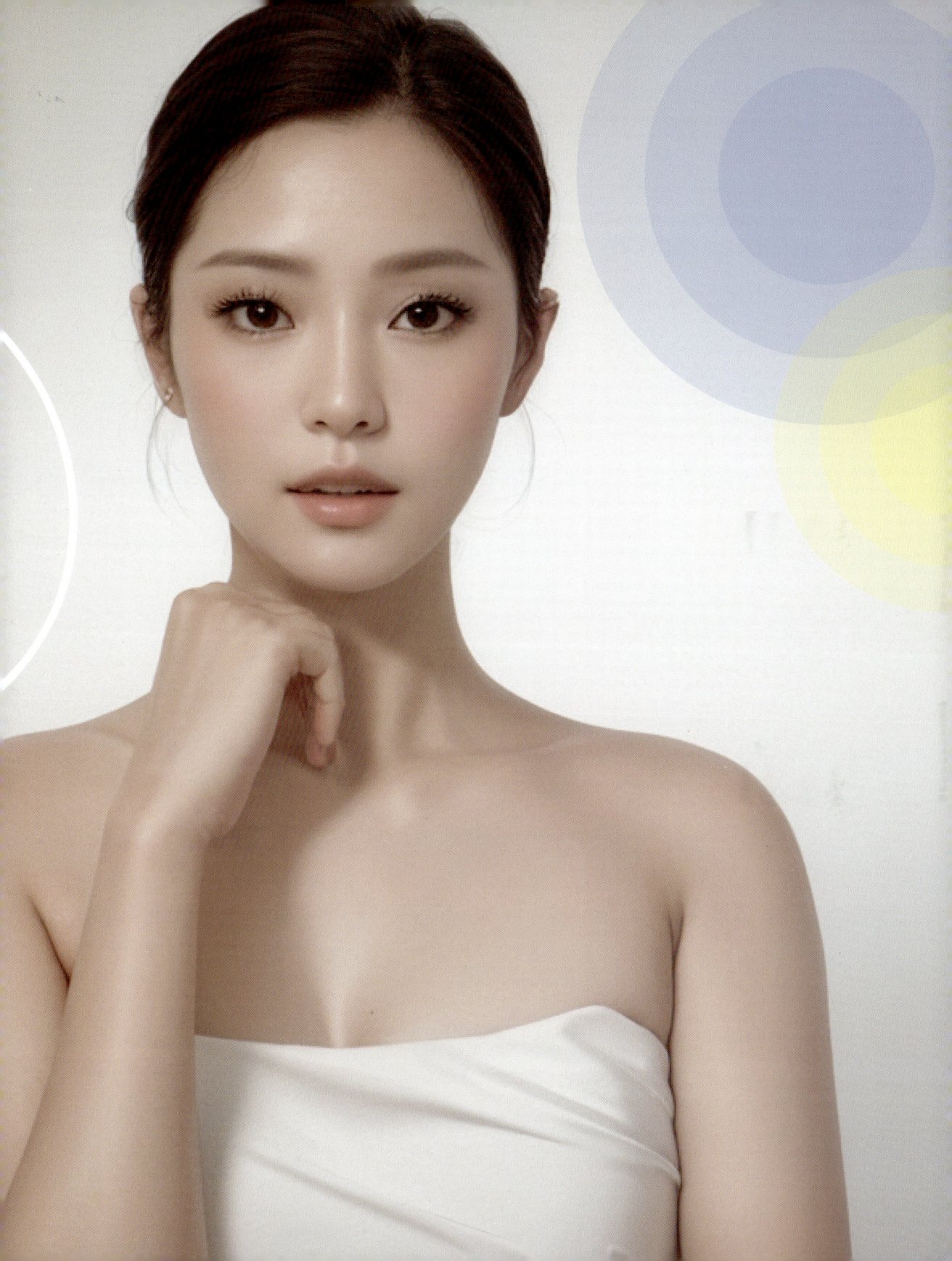

❤ 从事医学美肤这个行业，是一种宿命

我是天秤座，据说天秤座出生的人天生爱美，是美忠实的追求者。我也觉得能从事医学美肤这个行业，是一种宿命。

我从小对美就十分敏感，课本的空白边角，作业本的背面，涂满了闲暇时勾勒出的各种美人图。"水是眼波横，山是眉峰聚。若问行人去那边，眉眼盈盈处""点绛唇，抹琼鼻，芙蓉俏面盈手掬"，一笔笔流畅的线条，是我对美最初的求思。

从儿时起，我就是小伙伴当中的"扮靓小能手"，各种文艺演出，我都是小朋友们的化妆师，描描眉抹抹粉，红脸蛋儿红嘴唇。童年的记忆里，那份小小的满足感，应是我选择走上医学美肤行业最初的萌动。

大学时代，离开实验室里泡在福尔马林液里的各种标本，寒风瑟瑟的晚上，女生们一起窝在宿舍里，为自己的王子们编织围巾、手套、毛衣，我总能突发奇想，勾出最漂亮的花纹。

一位学眼科的师姐告诉我，她的导师曾说，眼睛是人体最精密的部位，眼部的手术要求最精细，所以要她一定学好刺绣，练习眼力和手指灵活度。我听了，偷偷练了三年的刺绣，大学毕业时，我的牡丹锦绣图也宣告完成。我并不是想当眼科医生，但我希望能有一双巧手。

❤ 十八般武艺，寻得倚天剑，方可登峰造极

从走上医美这条路，到如今在皮肤抗衰老领域微有薄名，如果让我举出一个代表作品的话，我想说——4D艺术线雕。

医美技术日新月异，众里寻他千百度，我终于遇到让我能描能画、信手拈来的神兵。我也想说，还好找到你——4D艺术线雕。

2015年10月，我应邀去欧洲参加抗衰老会议，会议的主题很突出：外貌年轻化的主流技术基本是Thermage®、线雕、PRP、美塑疗法、钝针注射技术；内在年轻化趋势是荷尔蒙抗衰疗法、生物疗法。尤其是线雕技术几乎是整个会场的热点话题，欧亚两大洲几无不同。基于目前信息流通的速度，国内的各项医学美肤技术与国际几乎是同步的。我们的技术面对欧洲乃至全球的同行也并不逊色，有些还因中国人口众多，案例更多，反而走在国际前沿。在信息大流通的情况下，考验更多的是医生和求美者对不同技术的甄别能力和理性选择的能力。

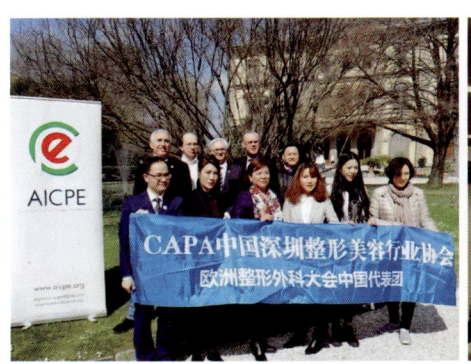 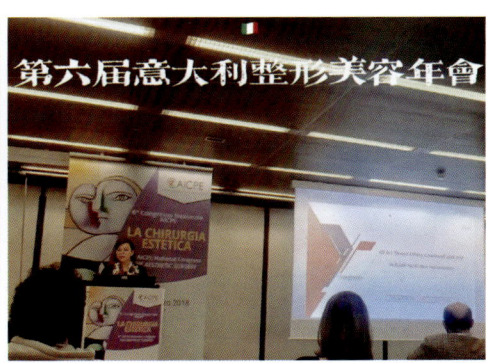

● 低侵入性的新式埋线拉皮技术

随着年纪的增长，皮肤内的胶原蛋白流失，肌肤的支撑力变差。受地心引力影响，肌肤开始松弛下垂，皱纹出现。在4D艺术线雕出现之前，对于轻中度松垂，采用的是各种物理性治疗手段。而对于中度、重度松垂，人们更多是用传统手术拉皮或微创的弹力线进行治疗。手术拉皮创伤大，恢复期长，更不用提需要全身麻醉进行手术治疗的风险。即便是弹力线微创拉皮，也因线材的不可吸收，长期的副作用不可预估，而降低了它的安全指数。

在非手术抗衰领域，虽然各种先进的仪器层出不穷，但存在适应症和效果差异的问题，并不能让我完全满意，总感觉力有未逮，或者说不能达到随心所欲游刃有余的状态。埋线抗衰老技术的出现让我眼前一亮！这项技术专用的医材是一种可以被人体代谢吸收分解的PPDO线：全名为聚对二氧环己酮。因此安全性及质量等级也比较高。这种PPDO线进入肌肤后，在完全吸收代谢前，会被肌肤的皮下组织包覆，进而产生大量胶原蛋白组织，产生提拉、紧实、塑形、改善肤质的效果，其效果大约可维持1年左右。而且PPDO线会在9个月左右被人体吸收。

当PPDO线植入皮肤后，针刺的伤口及线材本身，会诱发轻度的炎性反应，促使皮肤启动修复程序，血小板聚集，干细胞启动，并释放出各种生长因子。长期则会促使胶原蛋白增生，血管新生，血液循环增加，产生皮肤更新的效应。

医生的审美决定技术的完美

很多顾客在咨询的时候会问我，4D艺术线雕不就是蛋白埋线吗？安全吗？能够维持多久？哪个部位要埋多少根线？这个时候，顾客关注的重点其实是线。这很容易理解，就像我们自己去医院看病，最关注的是吃什么药一样。

但是从医生的角度，我认为4D艺术线雕重点不在线，而在"雕"。我在这里强调这一点，希望能帮助读者朋友更多地了解微整形的本质。

关于一个部位应该埋多少线的问题，我觉得顾客被误导了，就像做Thermage®，纠结一个部位做多少发能量一样，这是不科学的。究竟用多少线，是根据顾客的自身情况，由医生决定的。比如苹果肌的提升，胶原蛋白流失较少、脂肪移位情况轻微的可能四五根线就可以了，反之胶原蛋白流失严重，苹果肌塌陷明显的可能需要几十根线才能支撑起来。

正规的医疗机构，线材基本都是一样的，区别只在"雕"的技术。不同的部位、不同的手法、不同的层次、不同的线材、不同的设计，"雕"的前提，是匠心、妙手与巧思；同时还要求医生有扎实的皮肤病理生理基础、解剖学基础，以及高度的审美素养。

作为从事30余年医学美肤的皮肤科医生，我认为无论是目前当红的Thermage®还是后来的超声炮，尽管它们的效果的确非常好，已经非常接近我的理想值了，但它们并不会让我产生热血沸腾的感觉，因为我可以完美地操作，却没有创造的空间。

是的，潜心皮肤医学30余年，我不想只做仪器的操作者，从内心来说，我更渴望做艺术的创造者。

接触到4D艺术线雕技术后，我就毫无理由地被深深地吸引了，莫名的激动促使着我去引进这项技术比较早的韩国考察。当我看到细细的线在韩国专家的指间穿行，眼前突然闪过儿时一笔一笔绘出的美人像，大学时灵活地钩织出的精致细密的刺绣……在那一刻，我好像被打通了任督二脉，刹那之间顿悟了，我终于知道我想要追寻什么。

线虽然只是一根普通的医用材料，但这根线雕出来的效果，却全在于医生的操

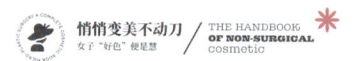

作，它只和医生的经验、手法、审美有关。就像同一支笔，即使去画相同的风景，不同的人画出来的作品都不相同。

我用了将近三年的时间，辗转于韩国、中国台湾、日本、瑞士等地，博采众家之长，结合我多年来的心得体会，终于让4D艺术线雕技术日臻完善成熟，有了自己的特色和风格，临床效果也十分令人满意。

圆满地完成，是技术。

完美地创造，是艺术。

线雕，是穿越在指尖的艺术。技术可以不断被刷新，而艺术的生命力是永恒的。

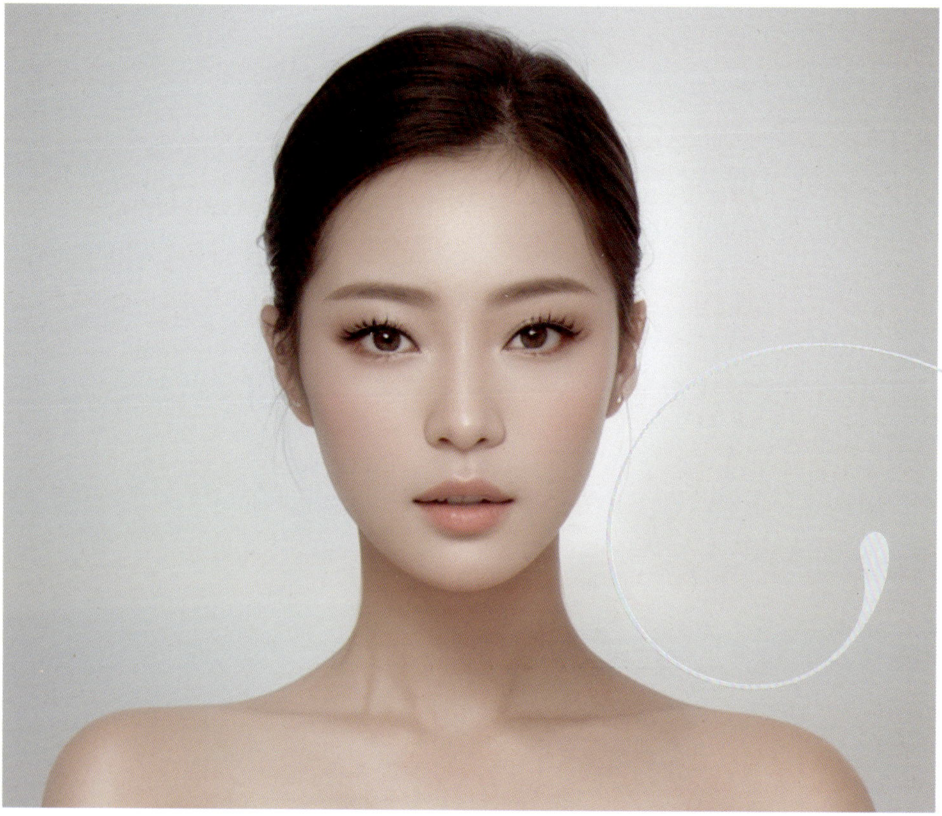

❤ 经典抗衰，百搭爆款

抗衰老是人类永恒的命题。各种整形的非整形的、手术的非手术的抗衰技术都在日新月异，不断进步、更新。Thermage®、超声炮、肉毒素、PRP、水光针、3D点阵激光等各种医疗嫩肤美塑疗法，都是目前受到爱美者们争相追捧并广为接受的非手术项目。

4D艺术线雕主要改善由于胶原的大量流失，皮肤的支持能力不足，需要重建皮下框架的松弛衰老状态。治疗后就好像给皮下重新织了一个胶原蛋白网一样，它的支撑效果很好。

4D艺术线雕还是一个百搭款哦，它和水光针一样，可以和其他疗法同步使用，发挥1加1大于2的加乘效果。

抗衰老技术发展到现在，开始走向"大联合"趋势。肌肤的衰老往往不是单一的问题，而单一的技术往往不能很好地改善所有肌肤问题，多种技术联合抗衰已经成为趋势。4D艺术线雕适应范围广，全身上下从头到脚的皮肤，简直无处不可线雕，所以非手术抗衰老优秀助攻就是它啦，搭配任何抗衰老技术效果都能取得非常棒的效果！

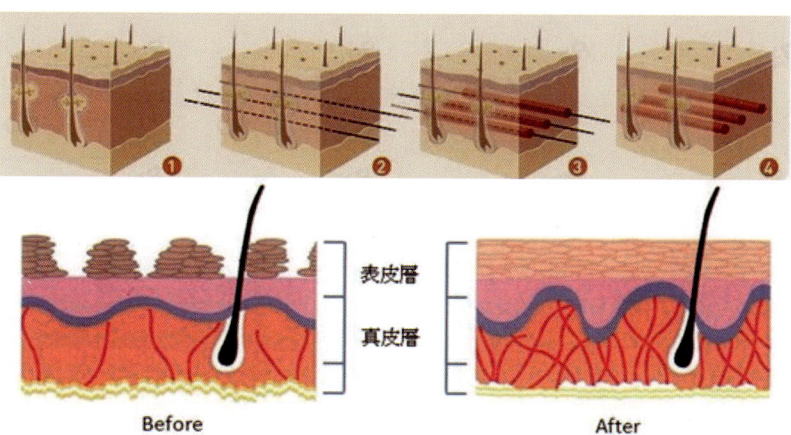

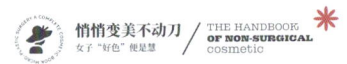

无V不致，最爱小巧明星脸

适用范围：	面部松垮，形态不佳	疗程建议：	1次
治疗时间：	30～90分钟	恢复时间：	7～10天
疼痛指数：	★★☆☆☆	维持时效：	约1～1.5年
安全系数：	★★★★☆	费用预估：	¥10000～50000

小V脸是明星标配，全世界都钟爱小V脸。一张精致的小V脸，加上甜美的笑容，保证是你个人的最佳名片。笑逐颜开的小脸自然会散发出亲切喜人、让人怜爱的好印象，无意间就成为掳获人心的秘密武器。

❤ 大家都爱小V脸

《将爱情进行到底》这部电影里，年少时的爱和青春的脸一起变得沧桑，曾是校园女神的文慧在12年后也抵挡不了岁月的侵蚀，下颌线有了明显的松弛，即使是成长，仍然感伤。

衰老造成的面部皮肤松弛，能让小V脸变成U形脸。曾经有顾客告诉我说，参加高中同学会，看到20年没见的老同学，好多人原来是瓜子小脸的都变成上窄下宽的梯形脸，感慨时光催人老，不知不觉已人到中年。

看看某门户网站做的一项调查吧，大家钟爱小V脸的原因很现实呢。得票数最高26.7%的原因是小V脸能够让自己朋友圈点赞数爆棚，另一重要的原因就是可以约会男神，和把好基因传给下一代。最后剩下的大部分朋友，认为小V脸还能对升职、加薪、相亲、面试这些方面起到很大帮助作用。不论是U形脸还是梯形脸，4D艺术线雕都可以把它还原成小V脸。

❤ 完美主播拒绝U形脸

叶女士是某电视台综艺节目的资深主播，也是我的好朋友。为了事业，她结婚晚，生孩子更晚，38岁的高龄产妇经历了妊高症、生产后，能在孩子1岁时就恢复身

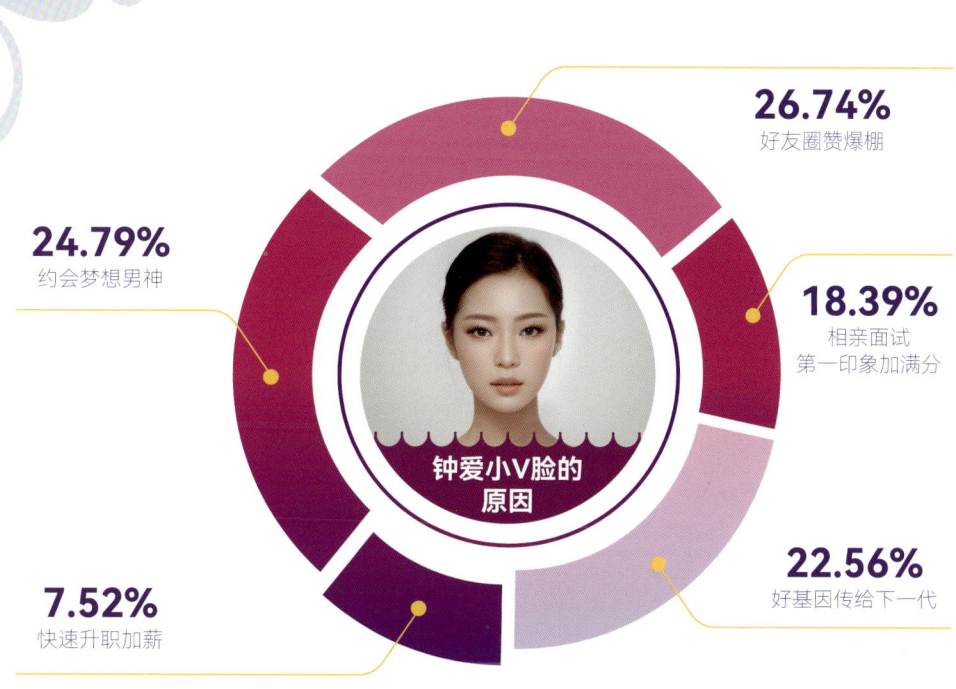

材准备复出,也是够拼的。但令她烦恼的是,尽管身材瘦下来了,但皮肤却松弛了。

"我自己在家录了段视频,不行,脸实在太大了,观众会以为看的是宽屏电视呢!"追求上镜效果的叶女士对自己现在的脸无法接受,于是来到诊所寻求帮助。

叶女士原来的脸介于瓜子脸和鹅蛋脸之间,秀气精致,十分上镜。但是因为怀孕时体重猛增了50多斤,再加上妊高症身体浮肿得厉害,生完孩子后虽然瘦身成功,但皮肤没有办法保持紧致弹性,变得松垂,两颊的脂肪移到腮部,显得脸胖而宽,镜头一再放大,难怪叶女士耿耿于怀了。

❤ 艺术线雕助她找回最美的自己

我为她设计的方案是4D艺术线雕+营养水光针。4D艺术线雕再塑精致小脸,营养水光针进行肌肤深层补水,二者叠加,不但能雕塑脸形,还能改善肤质,雪颜嫩肤。闻言,叶女士毫不犹豫选择了4D艺术线雕+营养水光针的组合方案。

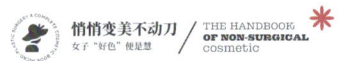

开始治疗前,叶女士还是有些不放心,向我再三确认真的不会留疤以后,才安心地躺在治疗床上。其实我能理解,她从事的毕竟是面对观众的工作,怎么能容许自己脸上有一丝一毫的瑕疵?不单单是她,这也是爱美朋友在做医学美肤时都会担心的问题。

经过1个疗程的治疗,叶女士开始静下心来好好休息。这期间,我们偶尔会在微信上聊聊天,她说她最近在看我们诊所微信公众号的文章,惊讶地发现自己原来有很多的护肤误区,怪不得皮肤很难养好,以后还真得注意了。

再见到叶女士就是她复出做节目的时候了,电视里的她又回到了以前的精致脸型,非常上镜。她的肌肤即使在高清镜头的拍摄下,也娇嫩如少女一般,完全看不出来是刚刚经历过高龄生育的妈妈。看见她的观众应该只关注她的靓丽光鲜,却不知道她也曾有和我们一样的美丽烦恼呢。

天生好命的完美肌肤毕竟稀少,但医学美肤的神奇之处就在于拉近我们普通人和完美肌肤的距离,让我们在追求美丽的道路上一步步前行。

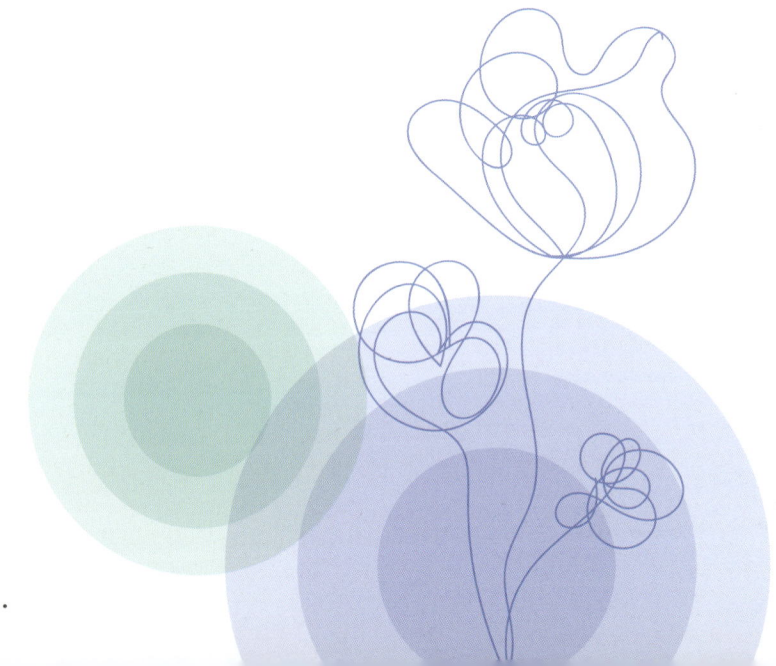

苹果肌,人见人爱俏美人

适用范围:	苹果肌塌陷	疗程建议:	1次
治疗时间:	30～40分钟	恢复时间:	7～10天
疼痛指数:	★★☆☆☆	维持时效:	约1.5～2年
安全系数:	★★★★☆	费用预估:	¥10000～20000

总听到有人说,某某天生笑脸。笑脸怎会天生呢?其实这秘密就在苹果肌上。许多美女之所以迷人,除了五官标致之外,那副笑起来甜到不行的笑容,才真正是倾国倾城。这些美女看起来如此甜美、青春,让人忍不住想咬一口,就因为她们脸上的苹果肌。那种让人甜到心底的感觉,使得苹果肌成为流行时尚的新指标。

❤ 让人羡慕的苹果肌

苹果肌是位于眼睛下方2-3厘米处的肌肉组织,呈倒三角形状,也就是脸部颧骨最平整的地方。年轻时,苹果肌看上去饱满丰厚,微笑或者做表情时受脸部肌肉的挤压会稍稍隆起,看起来就像圆润的红苹果,这就是苹果肌名字的由来。

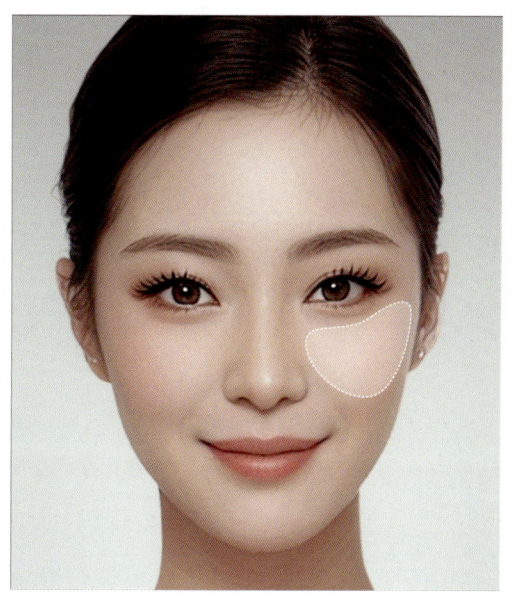

苹果肌又称为"笑肌"。饱满的"苹果肌"可以让脸颊呈现出苹果般曲线,感觉更为甜美可爱,透着热恋中的甜蜜好气色,是漂亮女人的必需品!拥有完美苹果肌的人较易得到异性缘及好人缘。苹果肌特别发达的人,侧脸的线条,也有明显的立体感。反之,很多漂亮女人,就算五官长得很精致,皮肤也不错,但只要脸上少了苹果肌,就会呈现过度瘦削的面相。即使化妆时再努力上腮红,也

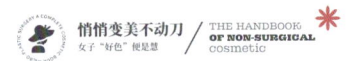

画不出苹果肌的甜美效果，让人有难以亲近的感觉。不仅如此，苹果肌饱满更是豪门贵妇的一个重要象征，代表着有福气。民俗认为有苹果肌的女性，非富即贵，是通往豪门的好命肌。

苹果肌在我们年纪小的时候特别发达。随着年轻越来越大，体内的胶原蛋白、玻尿酸慢慢流失，苹果肌也渐渐凹陷、下垂，导致泪沟与脸颊纹加深，整个脸部就会显得苍老无神。由此可见，苹果肌的存在与否对于脸部年轻化有着举足轻重的作用。

❤ 凹陷苹果肌，让她好显老

在众多顾客里面，我至今记得王女士，因为她让我一下子想到了少年时很喜欢的一部苏联电影《办公室的故事》，她非常像里面的女主角卢卡金娜。因为王女士的皮肤薄且干，泪沟跟苹果肌有些凹陷，以至于脸太削，棱角太明显，看起来比较严厉，给人一种不和善的感觉，让人难以接近。

"我不想当剩女，我家人都急得不得了，我以前不是这样子的！"王女士拿出她以前的照片给我看，"初恋男友一直叫我小草莓，说看我第一眼就像吃到新鲜草莓，甜甜的。"的确，学生时代的王女士和现在简直判若两人，照片上的她面颊丰润，喜笑怡人。

"你知道你最大的变化是什么吗？"我把镜子递给王女士，指着苹果肌的位置给她看，"因为你比大学时瘦太多，再加上年龄因素，胶原蛋白流失，肌肤没有什么支撑变得松驰，造成你的苹果肌下垂，原来的位置就显得凹陷，这样不但显得老，更显得人很严厉，使得整个人气质都变了。"

我建议她做4D艺术线雕，先进行中上面部提升，让苹果肌复位，然后再根据苹果肌的情况丰苹果肌。"疼不疼？"王女士显然是没有做过任何医疗美肤的，有些胆怯。"这个你放心，等一下护士会给你敷麻药，每个人对疼痛的耐受不一样，但总的来说即使会有点痛感，也非常轻微，在忍受范围内。我做治疗时也会随时注意你的反应，如果你觉得疼可以随时让我停止。"

王女士对美的渴望战胜了恐惧，她躺在治疗床上，由护士为她清洁皮肤，敷上麻药。20分钟后，我用棉签轻轻点了点她的两颊，问她有没有疼痛的感觉，她想了想，摇摇头，一只手紧紧地抓着身下的床单。护士见了，就双手握着王女士的手，说："您要觉得紧张或疼痛，可以使劲捏这个减压球抓。"

♥ 有了苹果肌，冰山美女变甜美女神

在治疗过程中，我会仔细检查两侧的形状，并和王女士不断沟通，随时调整。开始王女士很紧张，有两根线进针的时候觉得有点痛，她伸出两个手指，表示只是微痛，可以忍受，后来渐渐放松后，一直没有再喊疼。左右两边的线雕全部完成后，我再观察两侧的苹果肌是否协调，看有没有需要调整的地方。检查一遍后，请护士拿镜子给王女士看看治疗的效果。现在王女士的苹果肌变得丰盈起来，不再总是一副生人勿近的样子，脸部线条活力四射，显得年轻了好多，好像随时都可以笑出甜美的花来。

半年后再次见到王女士，她竟然是来给我送喜贴的。原来她在老同学的婚礼上和初恋男友重逢，发现彼此还是单身，久别重逢，感情还在，而都不再年轻任性，所以两人很快就决定结婚了。最令王女士开心的，还是初恋男友看到她第一句话就是："这么多年了，你还是当年那个小草莓！"

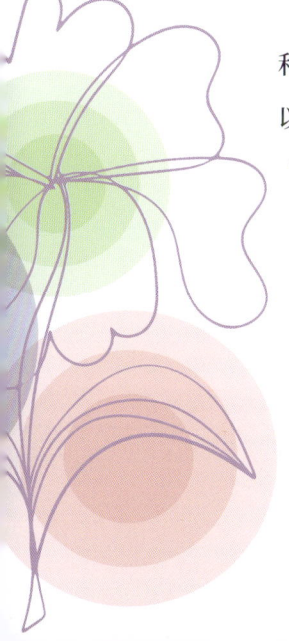

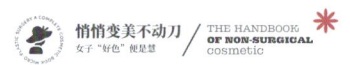

打破魔皱，皮肤光滑得像PS美图

适用范围：肌肤粗糙	疗程建议：1次
治疗时间：30~90分钟	恢复时间：7~10天
疼痛指数：★★☆☆☆	维持时效：约1~1.5年
安全系数：★★★★☆	费用预估：¥10000~50000

树有年轮，人的年轮是皱纹。皱纹是女人的死穴，没有女人不忌惮皱纹的出现。但再怎么着力保养，皱纹还是会在不经意间，悄然出现。不论是大明星还是晒图达人，都应该感谢PS技术，曾有杂志摄影师坦言，很多明星PS前后差别好大。而晒图达人边晒图边得意：看，本宫的法令纹都木有了，满满的少女感美美哒!我相信无论是明星还是普通人，看到自己PS过的照片时，心底都会闪过一丝渴望，如果有一种技术，能让皮肤变得像PS过的就好了！

❤ 女性皮肤为何老得快？

据《生命时报》报道，虽然女性花在护肤上的金钱和时间远多于男性，但她们似乎仍难以抗拒自然的力量。德国研究人员最近发现，女性皮肤的衰老速度要比男性快，研究还发现，胶原蛋白流失是皮肤衰老的主要原因。

德国几家机构的专家共同进行了这项研究。他们用"多光子激光成像"技术对18名志愿者的前臂内侧进行了照射。这些志愿者包括7名女子和11名男子，年龄在21~84岁之间。在红外激光脉冲的照射下，皮肤中的胶原蛋白发出蓝光，弹性蛋白发出绿光，研究人员据此测量出志愿者皮肤内这两种蛋白的相对数量。结果他们发现，在相同年龄组中，女性皮肤失去胶原蛋白的速度要比男性快，而且男性皮肤内胶原蛋白形成网状结构的物理外观也更显年轻。

胶原蛋白和弹性蛋白是皮肤中的两种蛋白质，皮肤的生长、修复、营养以及弹性、张力等都与它们有着密切联系。其中胶原蛋白的作用更加重要，75%的真皮层由胶原蛋白组成，担负着抗皱与保湿两大关键使命。人体在年轻时能够制造许多胶原蛋白，但它们的产量会随着年龄增长而减少。

有研究人员认为，女性的皮肤之所以比男性老得快，是因为她们比男性消耗更多的胶原蛋白。经期过后子宫内膜脱落，受损的子宫需要修复，而子宫内膜由胶原纤维组成，这就需要大量的胶原蛋白。此外，生育、人工流产等也会使子宫受到损伤，也需要消耗胶原蛋白去恢复。这种看法是否有科学的依据，我认为还是有待考证。但是，不论什么原因，到了一定年龄，补充胶原都是应该的。

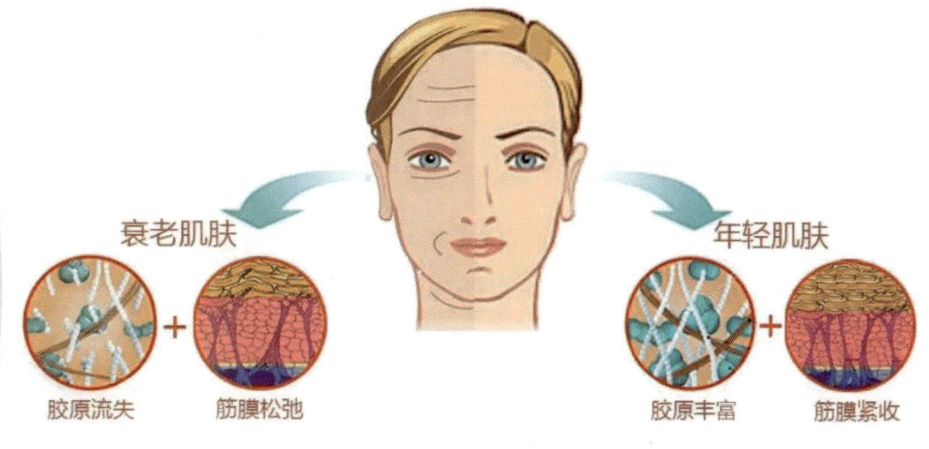

❤ 把流失的胶原蛋白补回来

小的时候学习朱自清的散文《背影》，老师让我们模仿写作文《我的母亲》，我还记得自己写道：我爱我的母亲，她脸上每一道沟壑，她头上每一根白发，都是为我们辛苦付出的见证。当时写到这里还大哭了一场，觉得自己很对不起妈妈，当时就想着能把妈妈脸上的皱纹填起来，让她永远年轻就好了。

而如何把脸上的皱纹填起来，显而易见，针剂注射除皱是大众喜闻乐见的方式，注射材料从玻尿酸、胶原蛋白、肉毒毒素到童颜针等。但就我个人而言，我更偏爱4D艺术线雕配合针剂注射。

我的偏爱是有理由的，对于4D艺术线雕来说，能改善的皱纹有很多，可针对额头纹、眉间纹、鱼尾纹、法令纹、木偶纹、颈纹、手背纹等，能根据皱纹的深浅设计个性化除皱方案；还有松弛的肌肤都可以达到提拉紧致的效果，对于改变面部的轮廓有很好的效果。也就是说，针剂注射是哪里有沟填哪里，而4D艺术线雕不单单是把皱纹抚平，还通过刺激胶原蛋白增生，让流失的胶原蛋白重新生长，肌肤回归年轻时的状态，所以更擅长恢复全面部的年轻态。

有的女明星从拍的照片能看出全脸的玻尿酸，但是整个人并不显得特别年轻，成为扮嫩的反面教材。我个人认为主要她是太过依赖玻尿酸了，所谓过犹不及，年轻并不仅仅是靠玻尿酸撑起来，整个面部的年轻态更为重要。

所以医生的设计审美就显得犹为重要了。我的设计宗旨是不仅要平得自然，更要嫩得好看。所以4D艺术线雕+营养水光针是我经常会搭配一起使用的方案，一个补充胶原蛋白，一个补充营养和水分；一个负责紧致平滑，一个负责水嫩Q弹。

❤ 联合疗法让你越来越年轻

曾经有个慕名而来的顾客徐女士，专程从武汉过来就是想找我做超声炮的，但是见了面后，我发现她的皮肤问题并不是超声炮的适应症，也就是说她并不适合做超声炮。因为徐女士才28岁，面部肌肤只是稍显浮肿，而并没有松驰下垂，另外因为遗传的因素，法令纹和颈纹在大学时就开始出现，显得有点老相。

我直言相告："以你现在的情况，我更建议你联合Thermage®、4D艺术线雕和营养水光针一起治疗。""Thermage®我听说过，我朋友说它治疗效果不如超声炮，我才选择超声炮的，4D艺术线雕我不太了解啊。"徐女士像个好奇宝宝。"Thermage®和超声炮是不一样的，不是治疗效果不如超声炮，而是各有侧重。Thermage®重在紧致，去除水肿；超声炮重在提拉，适合下垂的肌肤；4D艺术线雕除皱紧肤还可以塑形。"

徐女士对4D艺术线雕很感兴趣，她问我，能否看一下其他顾客做了之后的效果,我犹豫了一下,因为我们要保护每一位顾客的隐私和肖像权。后来,我征得一位做过4D艺术线雕的同事同意后,请她来到徐女士面前。同事35岁了,还有一个7岁的儿子,但皮肤紧致细腻,面部轮廓线条鲜明,看上去非常年轻。

"你真的做过4D艺术线雕?"听说同事的年龄比自己大了七八岁,徐女士都惊呆了。同事掏出手机,把自己拍的做4D线雕的照片和视频给徐女士看,同事原来的相貌比较"沧桑",眉间纹和法令纹都很明显,与现在的样子相比改变非常大。

同事的现身说法立刻打动了徐女士,最后她选择做了4D艺术线雕+营养水光针。2个月复诊时,她满意地告诉我,前几天她去参加同学的婚礼,同学们见了她说她怎么倒着长啦,越长越年轻,比大学时还要年轻漂亮!

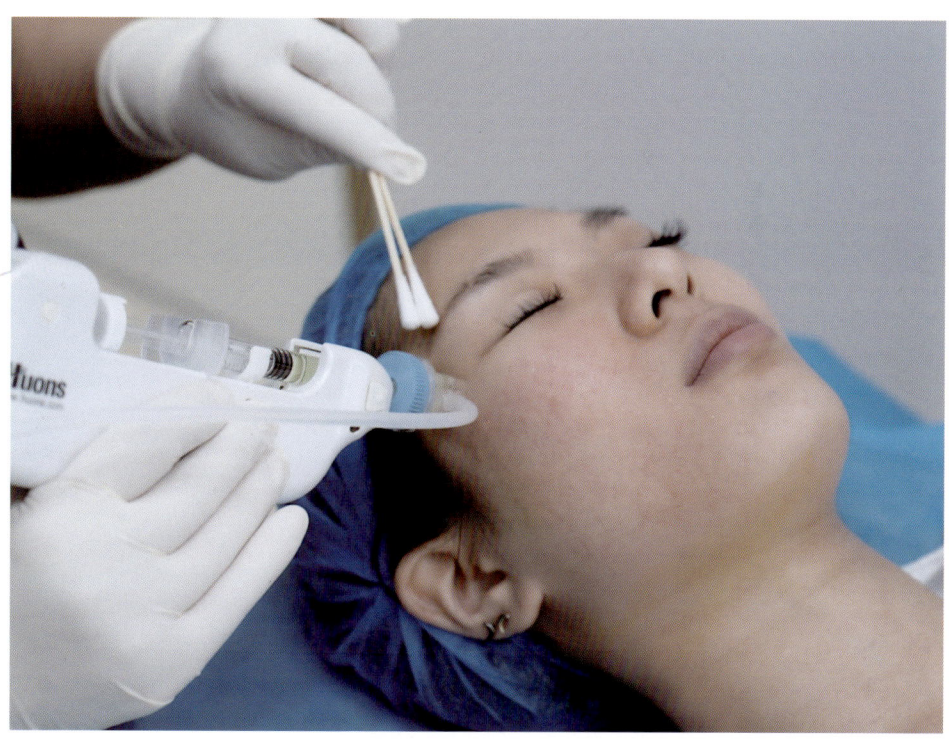

Chapter 04

Regeneration of skin
The Second Life of Aging Skin

皮肤的营养及再生
衰老肌肤的二次新生

- 悄悄变美抗衰之热超联合+Ⅲ型胶原蛋白
- 赶走松弛皱纹,面子问题最需要PRP-ACR
- 难看黑眼圈,不再是困扰
- 让美丽在颈部延伸
- 纤纤玉手,是第二张脸面
- 明眸送秋波,最是泪沟要不得
- Ⅲ型胶原蛋白,维持肌肤弹性

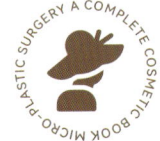

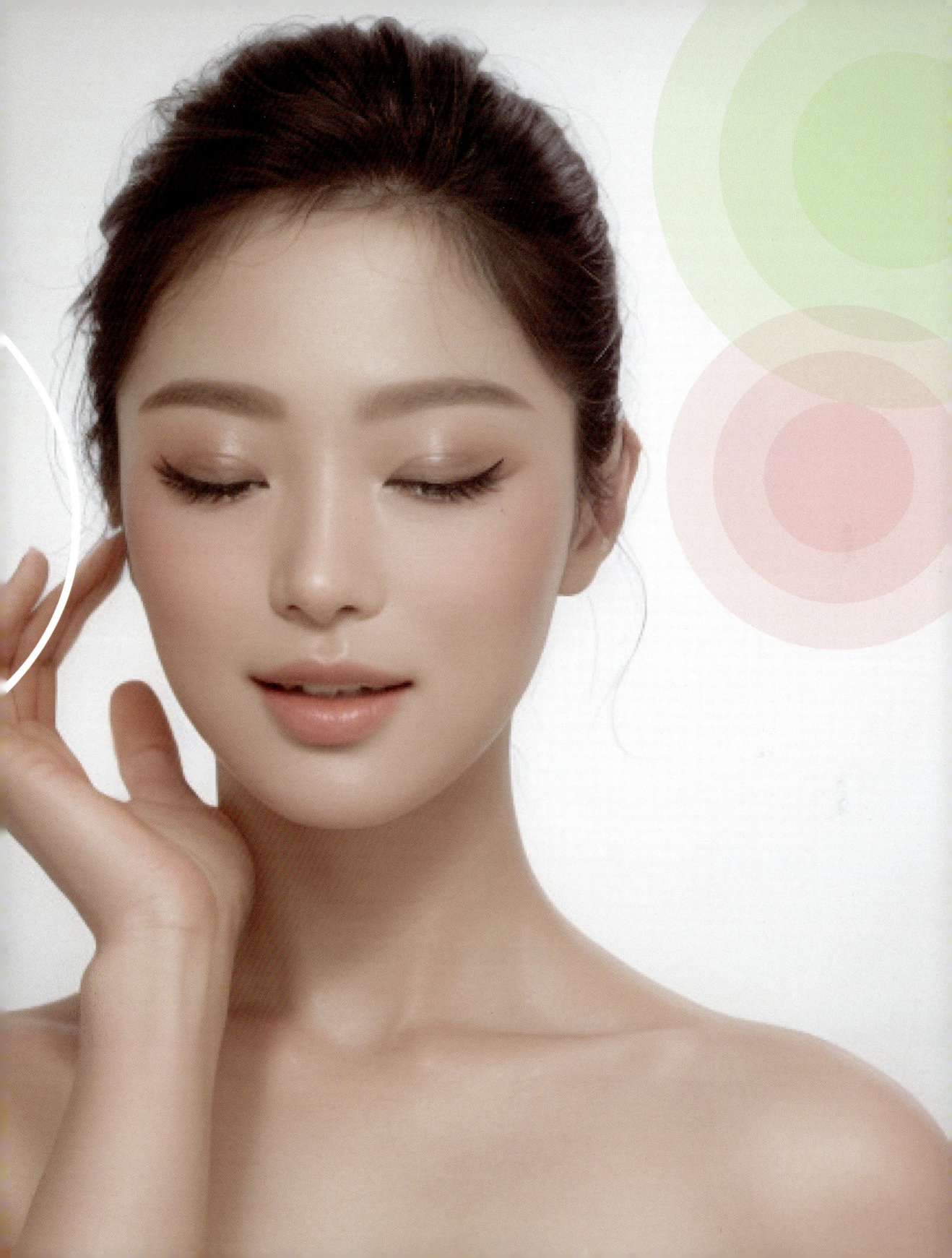

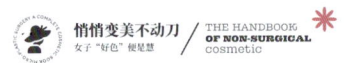

❤ 想美得彻底，
就要恢复皮肤自身的动力因子

爱美是人的天性，可惜青春是短暂的，美丽从来不会作长久的停留。当青春的光彩渐渐消逝，接下来的就只有对美丽永久的留恋。

做年老色衰的黄脸婆，谁会甘心呢？每个人都希望自己永远完美无瑕，额头平坦光洁，眼睛明亮有神，面部没有丝毫皱纹，双手也与粗糙绝缘。哪怕衰老真正降临，成了半老徐娘，也要用浓妆来掩盖青春已逝的现实。

美就要美得彻底，美得天然而不露破绽。皮肤医学技术的进步，使我们可以凭借注射技术实现全身大面积的除皱抗衰老。然而这样需要注射过多外来的填充剂，令人担心是否会有不妥。试想一下，如果我们体内就含有能让自己悄悄变年轻的"回春"动力因子，那该是件多美妙的事情啊。

PRP-ACR肌肤营养的到来给皮肤注入了生命活力，让已经衰老的皮肤"枯木"，如沐春风般重新恢复生机。令人更惊喜的是，这一切都源于我们体内与生俱来的生物活性。

2010年，我在国内发表了关于PRP-ACR肌肤营养应用于肌肤美化的论文——《自体高浓度血小板血浆(PRP)面颈部皮肤抗衰老临床观察》，从科学的角度诠释了PRP的安全与疗效，让美丽有据可循。

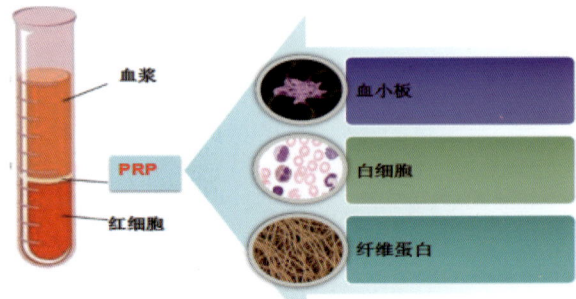

接受PRP-ACR肌肤营养作为长期的美肌保养，是大多顾客体验过PRP后的共同选择，无论抗衰老或是美白嫩肤，都不在它的话下。当健康与美丽相约而至，还有什么能比这更令人神往。

❤ 科技与自然的和谐共舞

作为一名皮肤科医生，我有幸见证了无数女性追求美丽的旅程。我发现，最有效的美容策略往往不是最激进的，而是那些温和却持久的。在美丽前线，我们正见证着一场前所未有的科技与自然的交融，一系列创新的皮肤营养及再生技术正在悄然改变我们的护肤理念。

皮肤的营养性和再生能力是维持其健康和年轻外观的关键因素。随着年龄的增长，皮肤的自我修复能力和新陈代谢速度减缓，导致胶原蛋白等关键结构蛋白的流失，进而引发皱纹、松弛和其他老化迹象。为了对抗这一过程，科研人员开发了多种促进皮肤再生和营养补充的方法，如3D打印的人源化细胞外基质（h-EECM）、外泌体以及人源化基因重组III、XVII型胶原蛋白等，它们就像是皮肤的养料，能在受损肌肤中赋能，激活细胞，促进组织修复和再生。它们能激发肌肤内在潜力达到皮肤细胞层次的年轻化，逐渐引领着皮肤医学美肤的新方向。

❤ 唤醒肌肤的青春密码

衰老的速度取决于你自己

我们这一生衰老的终点和我们出生日之间的距离，事后看是恒定的，而人从出生走到衰老的终点，就像是坐缓缓向下走的扶手电梯。先天因素决定了扶手电梯的倾斜度：倾斜度陡，衰老得就快；倾斜度平，衰老得就慢。但是无论电梯是陡还是平，都是在往下走的，势必将我们带往衰老这个终点。

虽然扶手电梯的倾斜度是无法改变的，但是站在上面的我们可以选择自己的运动

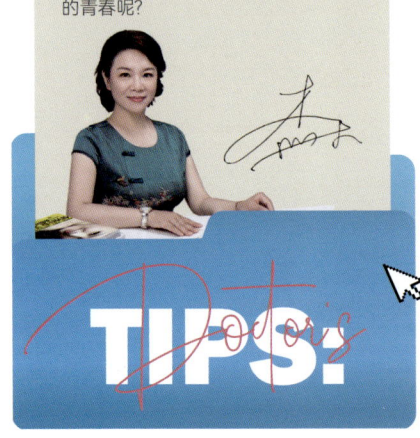

人的衰老速度是由两个因素决定的，一个是先天的，包括人种、遗传；另外一个是后天因素，像抽烟、饮酒、日光性损伤、睡眠质量、工作生活压力、身心疾病等。由于先天因素是注定的，因此即使后天因素样样避免，做足100分，人还是会缓慢老去，更何况大部分人坦诚自己未必做得到。那么，我们又如何能延缓衰老、留住自己的青春呢？

方向。对美丽和健康努力的多少决定了我们是原地不动站着滑向终点、快步加速走向终点，还是逆着电梯的方向往回跑，和衰老作斗争！

人人都想往回跑，都想超越扶手电梯向下的速度，但是从整个衰老的进程来看，这是不可能的，我们只有尽自己所能来抗拒衰老，那么能做些什么呢？PRP-ACR肌肤营养是个可以考虑的选择。

PRP-ACR肌肤营养就像源源不断的动力，能持续地刺激你的肌体产生更多的能量，让你不停地逆着衰老的电梯往上跑。由于PRP技术所注射到我们体内的并不是体外的异物，而是自己的血液提取物，因此这份动力除了可以不断地添加，还不用担心有什么特别的不良反应。至于哪种速度适合你自己

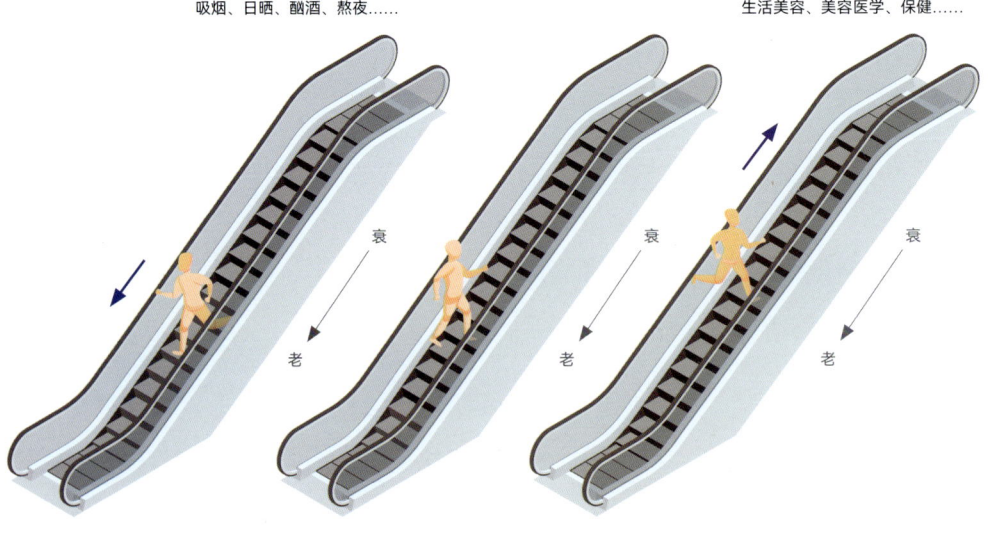

图4-1 加速衰老　　　　图4-2 正常衰老　　　　图4-3 延缓衰老

的肌体，需要你和医生来共同决定。所以，从美容的角度来看，衰老的速度在一定程度上是可以被你自己所左右的，剩下的就要看你愿不愿意、主不主动了。

♥ 血小板是人体内的"回春"动力因子

说起血小板，大家应该都不陌生，它是我们身体的守护神。当身体出现伤口流血时，血液中的血小板就开始发挥自身的凝血功能来保护肌体。大家可能还不知道，血小板在发挥凝血作用的同时，还会激发自体生长因子来生长出新的组织。所以，血小板是人体伤口的一道防线，也是新生细胞的发动机，同时又是蕴藏在我们体内的"回春"动力因子。

血浆中可以提取的血小板虽然量很少，但在注射入皮肤后，能够刺激肌体产生大量的生长因子，从而促进创伤的愈合和细胞的增殖、分化及新组织形成。这项技术就叫做PRP——PlateletRichPlasma，中文意思是"高浓度血小板血浆"。从20世纪90年代中期开始，PRP技术就被广泛应用于各种外科手术、心脏手术以及整形手术，用来促进伤口、组织的愈合及细胞再生，同时也有迅速止血、止痛的作用，还可极大程度减轻术后疤痕的形成。著名的美国高尔夫球手泰格·伍兹在2008年6月膝盖受伤后，就是通过PRP得以迅速康复的。

随着PRP在临床上的应用扩大，实验室的血小板提取技术开始显得力不从心，保证每次提取的浓度和活性也成难题。2003年开始，英国籍医生Otto和日本籍医生Kubota在PRP

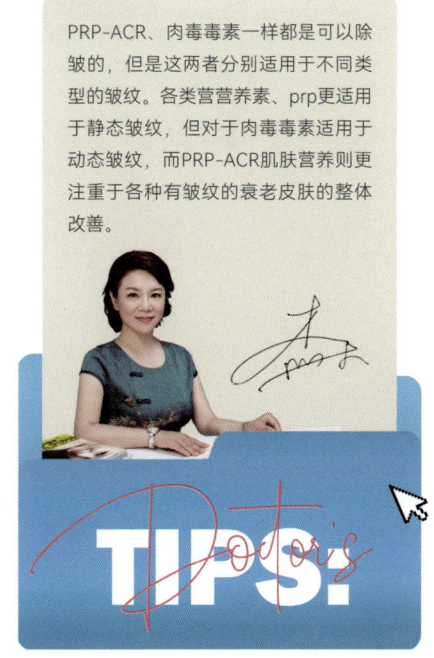

PRP-ACR、肉毒毒素一样都是可以除皱的，但是这两者分别适用于不同类型的皱纹。各类营营养素、prp更适用于静态皱纹，但对于肉毒毒素适用于动态皱纹，而PRP-ACR肌肤营养则更注重于各种有皱纹的衰老皮肤的整体改善。

技术的基础上对提取流程和应用进行了创新，让更精确、更快速提取血小板的技术从实验室走向了临床应用。

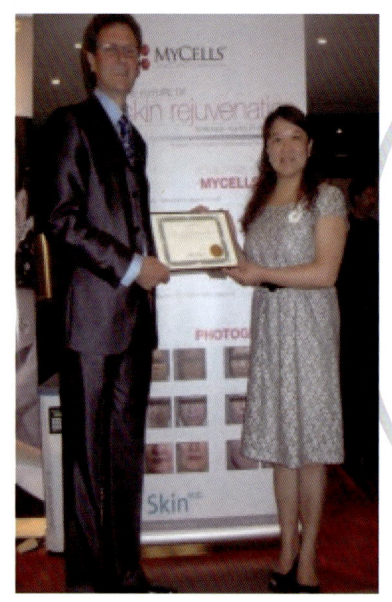

图4-4 李秋涛医生和Otto

● 浓度、活性、安全：一个都不能少

　　PRP技术用于注射皮肤医学方面，被称为PRP-ACR肌肤营养。自体细胞营养也叫做ACR(AutologousCellularRejuvenation)，中文意思是"自体细胞再生"。简单来讲，PRP-ACR肌肤营养就是利用自身血液，用高科技分离提取技术，制作出富含血小板和生长因子的高浓度血清，再注入特定的皮肤层次。

　　血清中的活性成分能衍生自体多种生长及修复因子，激活皮肤细胞功能，改善新陈代谢，并促使自身肌肤组织重建再造及胶原增生，修补衰老受损的肌肤。由于可注入皮肤的不同层面，PRP-ACR肌肤营养可以改善多种皮肤问题，如皱纹、皮肤松弛、疤痕、黑眼圈、眼袋等。PRP-ACR肌肤营养的治疗过程，相当于提取了人体自身有效成分集中运用于有缺陷的皮肤处。接受治疗后,在数周至一个月内可看到肌肤有多方面的改善,包括弹性、光泽、紧致和娇嫩等。

听起来这么神奇,那么血清中的血小板是不是越多越好呢?并非如此。在注射成分中,血小板的浓度达到人体正常值4~6倍是个合适的比例,不是越高越好;同时颜色以淡青黄色为宜,不含红细胞。在给血液离心分层时,离心力的大小也是影响疗效的一个关键因素。离心力太小无法分层,但太大则会令有效细胞受到撞击而影响活性,这都需要医生凭借大量的临床数据和丰富的经验来掌握。

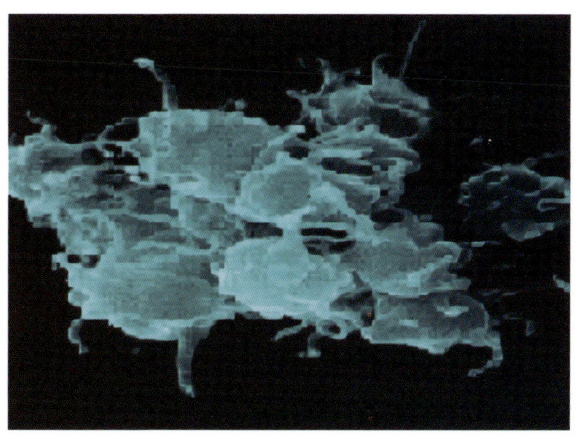

图4-5 活性的血小板

为了顾客的安全,避免十万分之一的失误概率,建议治疗医生不要怕麻烦,务必将每一个顾客的血浆单独离心,确保100%的安全。

❤ III型胶原蛋白材料——青春的基石

III型胶原蛋白是人体中存在的一种重要胶原蛋白类型,尤其在胎儿和儿童的皮肤中含量较高,对于保持皮肤弹性和紧致度至关重要。随着年龄增长,III型胶原蛋白的生成会逐渐减少。III型胶原蛋白可重建细胞外微环境,为细胞提供支撑,直接引导细胞组织再生、抗衰、重建皮肤功能等,可以促进皮肤的再生和修复,改善皮肤的弹性和光泽，从而有助于恢复衰老肌肤的活力。

可以想象一下，你的皮肤就像一座由细胞和细胞外基质组成的大厦，细胞就是里面的砖头，而胶原蛋白是细胞外基质中的非常重要的成分之一，也就是胶原蛋白就像是砖头与砖头之间的链接物质的重要组成部分。胶原蛋白能增强皮肤弹性，让细胞更好的生长。随着岁月的流逝，皮肤大厦会逐渐显得破旧，III型胶原蛋白胶就是我们用来加固大厦的方法，它能渗透进皮肤的深层，能提升皮肤的弹性和紧致度，不同于传统的动物性、交联性的胶原蛋白填充，非交联性人源化基因重组III型胶原蛋白更加贴近人体自然结构，能够更好地融入皮肤，促进内源性胶原蛋白的合成，让肌肤从内而外焕发新生。

❤ 营养/动能素类材料——皮肤的营养师

营养或动能素类材料通常是指含有高浓度活性成分的护肤品，如维生素、透明质酸、肽类等，这些成分能够渗透到皮肤深层，为细胞提供必需的营养，刺激胶原蛋白和弹性纤维的生成，改善皮肤的新陈代谢，从而提升皮肤的紧致度和光泽。动能素还可能包含抗氧化剂，帮助抵御自由基的损害，进一步保护和滋养皮肤。

其实营养/动能素类材料就像是皮肤的私人营养师，它们富含各种维生素、矿物质和抗氧化剂，能够深入皮肤为细胞提供所需的养分。比如，维生素C就像是皮肤的美容大师，它不仅能提亮肤色，还能促进胶原蛋白的生成；透明质酸则像是水库管

→ **个性化选择**：每个人的皮肤和美都是独一无二的，选择最适合自己的美容方案至关重要。

→ **专业指导**：在尝试任何疗法之前，务必咨询专业的皮肤科医生，确保安全有效。

→ **持续管理**：美丽是一个持续的过程，定期的护理和健康的生活习惯同样重要。

每个人都可以成为自己美丽故事的作者，只需掌握正确的知识，选择合适的护肤方案，你也可以在不经意间，实现肌肤的华丽蜕变。请记住，美丽，是一种态度，更是一种智慧。

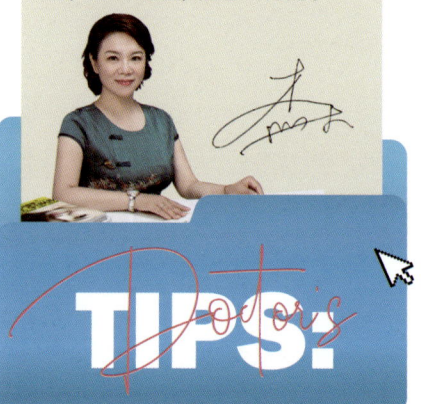

理员，牢牢锁住水分，让皮肤水润饱满。

营养/动能素类水光针/微针，则是皮肤的营养师。通过微小的针孔，将富含维生素、氨基酸和抗氧化剂的精华直接送达皮肤深层，滋养细胞，增强皮肤屏障功能，改善肤色，减少细纹。

❤ 生物活性再生材料——唤醒沉睡的细胞

生物活性再生材料是指材料本身就具有一点的生物活性，它能够帮助和促进皮肤细胞生长，激活皮肤再生机制的物质。这包括但不限于各类生长因子、细胞外基质、具有活性的生物蛋白等成分，这些材料可以刺激纤维细胞活性，促进胶原蛋白和弹性纤维的合成，从而改善皮肤纹理，减少细纹和皱纹，提升皮肤的整体健康状态。你也可以理解为它们是我们皮肤的再生催化剂，能激发细胞的活力，促进皮肤的自我修复。

将这些材料科学地组合使用，可以达到协同增效的效果，为衰老肌肤带来二次新生的机会。例如，III型胶原蛋白胶结合营养/动能素类材料以及生物活性再生材料能从内部激发皮肤的活力和再生潜力，共同作用于皮肤的营养和再生过程。但是，选择和联合使用这些产品时必须在专业医生或皮肤科专家的指导下方可进行，以避免不可预知风险和达到有效的结果。

❤ 胶原蛋白和细胞外基质ECM之间的区别

胶原蛋白和细胞外基质（ECM）在皮肤老化的形成中均扮演着重要角色，当皮肤老化时，ECM动态平衡被打破，ECM紊乱，出现胶原蛋白、弹性蛋白减少等表现，并继而导致皱纹的出现。那么我们可以怎么理解它们呢，他们之间有啥区别的呢？

① 胶原蛋白

胶原蛋白是我们身体中最丰富的一种蛋白质，它就像是皮肤的"弹簧"，负责保持皮肤的弹性和紧致度。可以想象一下，胶原蛋白就像是皮肤里的弹簧床垫，给我们的皮肤提供支撑力,让肌肤看起来饱满有弹性。

② 细胞外基质(ECM)

细胞外基质(ECM)是一个更为广泛的概念,是指细胞外空间的蛋白质和多糖所构成的精密有序的纤维凝胶网状结构。它包括了多种不同的物质,这些物质共同为细胞提供了结构支持和信息传递的功能。可以把ECM想象成一个复杂的网状结构,它不仅支撑着细胞,还帮助调节细胞的行为。胶原蛋白是ECM中的一个重要组成部分,但ECM还包括其他类型的蛋白质、糖胺聚糖等。

一表看懂他们之间的区别:

名称	胶原蛋白	细胞外基质(ECM)
特点	一种蛋白质,是ECM的主要成分之一	复杂网络结构和物质
功能	提供皮肤弹性与支撑	支撑细胞并调节其行为
组成	主要由氨基酸构成	主要包括胶原蛋白、糖胺聚糖还有其他一些具有信息功能的外泌体,生长因子等
对皮肤的影响	减少皱纹,改善肤色和质感	影响皮肤的整体结构和功能

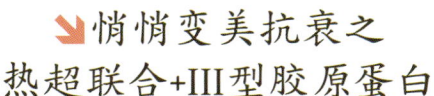

悄悄变美抗衰之
热超联合+III型胶原蛋白

适用范围：皮肤松垂、眼周细纹、肤质不佳	疗程建议：热超联合+III型胶原蛋白
治疗时间：3个月~半年	恢复时间：几乎无
疼痛指数：★★☆☆☆	维持时效：1年以上
安全系数：★★★★☆	费用预估：¥30000~60000

热超光电仪器刺激新的胶原蛋白生长，其真皮层的胶原蛋白也会排列得越来越紧密，从而实现紧致肌肤，减少皱纹。还需不断的补充一些营养物质进行灌养，才有利于胶原更好的生长。这如同跟我们养花的道理一样，需要不断的给土壤提供水源和营养物质，才能让花开的更加娇艳欲滴，花团锦簇。

❤ 寻找希望的曙光

Aria是位35岁的金融行业职场女性，高强度的工作给她带来满满成就感的同时也给她的肌肤留下了岁月的痕迹。忙碌充实的工作，让她都不曾留意到脸上那不可忽视的印记。在一次部门聚会的时，同事的护肤讨论让她恍然意识到因工作压力和日常作息的影响，如今的自己皮肤状态正在下滑中。细纹、松弛和暗淡的肤色成为了她心中的隐忧。通过朋友推荐了解到我们的诊所，想寻求专业的建议。

第一次来诊所的时候，我给她的面部进行了全面的皮肤检测，详细分析了她的肌肤状态，通过进一步和她沟通，决定为她实行"热超联合+III型胶原蛋白"胶生灌养的联合方案，来激活皮肤的自我修复机制。

我告诉她，皮肤状况并非不可逆，现在有很多这个非手术的改善方案，它就像是给皮肤上了一堂瑜伽课，让每一寸肌肤都能在不破坏自身结构的情况下，重拾年轻态。而这只需找到适合自己肌肤的方案，持续配合医生及科学的护理，就能在悄然间实现肌肤的二次新生。Aria听后，眼神中闪烁着期待的光芒。在我们的专业指导下，Aria开始了她的变美之旅。

半年后，Aria回到诊所进行复查，我全面给他进行复查，惊喜地发现她的皮肤弹性有了显著提升，肤色也更加均匀明亮。Aria看着镜子里的自己仿佛被施了魔法，不仅皮肤变得更加光滑紧致，连心情都变得愉悦起来。她不再惧怕镜子，反而开始享受每天的护肤时光，这份小小的仪式感让她感受到了生活的美好。她感慨地说："太神奇了吧，感觉自己的肌肤仿佛重获新生了，现在摸起来都是滑滑的。"

看到她重拾自信，我感到无比欣慰。在这个充满可能性的时代，对抗衰老并不是一场孤军奋战。我们有幸接触到如此多的美丽科技，在专业的医疗团队的帮助下，通过科学的方法，每个人都能找到属于自己的美丽秘密。

生物活性再生材料，作为现代医学与自然智慧的结晶，正成为越来越多像Aria这样的女性悄悄变美、不动刀的秘密武器。当你选择倾听皮肤的声音，给予它最恰当的呵护时，你也将开启一段悄悄变美的奇妙旅程。

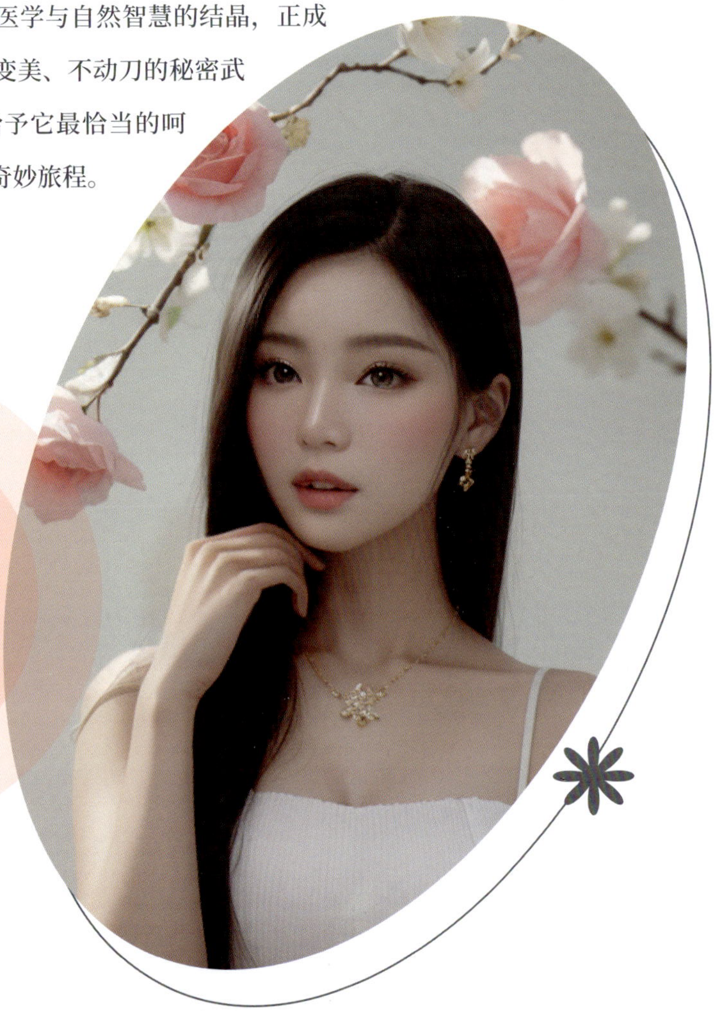

➤ 赶走松弛皱纹，面子问题最需要PRP-ACR

适用范围：静态皱纹、松弛、皮肤暗黄粗糙、痘疤	疗程建议：1个月1次，连续注射3次，以后每半年到1年1次
治疗时间：20～30分钟	恢复时间：1～3天
疼痛指数：★★☆☆☆	维持时效：约1～2年
安全系数：★★★★★	费用预估：¥8000～10000/次

是朝气蓬勃的年轻人，还是历经沧桑的老者，从面部的皮肤状态一眼就可以看出来。但是，有些明星却仿佛拥有不老的魔力，从面部完全看不到岁月的痕迹。许多老牌港星就是这种不老神话的代表，一张光洁无瑕的脸，往往会令人误以为她们是永远处于豆蔻年华的青春少女。明星们之所以能够永葆青春，皮肤医学当然有一份功劳。她们用的那些昂贵而效果微小的护肤品，普通人也许没有福气享用，但是PRP-ACR肌肤营养不能错过。

❤ PRP-ACR后几乎不影响工作和生活

劣质的护肤品含有大量有害人体的化学原料，长期使用会对皮肤产生刺激，加速皮肤的氧化过程。氧化的后果就是柔嫩的皮肤变得粗糙，不再光滑，失去弹性，出现色斑、细纹……使用劣质护肤品尚且如此，天天在实验室里与各种化学物朝夕相处，皮肤又会变成怎样呢？

有一天，办公室里来了一位化学教授谢女士。她的皮肤问题比较多，各种问题都有：毛孔粗大，肤色暗沉，静态皱纹爬满全脸，泪沟深，让人觉得她总是很疲惫，完全不像才40岁出头的女人。谢女士向我抱怨，用什么补水面膜都不管用。我还以为谢女士是长期使用了劣质护肤品造成的，了解了她日常工作的内容，才知道不是。原来谢女士需要在实验室里长期带着一批又一批的学生做化学实验，皮肤天天接触散发在空气里各种各样的化学成分，不和主人闹矛盾才怪呢！

我仔细检查了谢女士的皮肤情况，建议她做全脸PRP-ACR肌肤营养。谢女士对轻医美很理性，仔细询问了我PRP-ACR肌肤营养的治疗原理。我说到一半，她就明白了是怎么一回事。我告诉她做完治疗后，脸会有点红，休息15分钟就可以回家了，会在一周左右看到变化。在这期间完全不影响工作和生活的，但是要注意防晒和补水。

谢女士带点惊喜地说："这可比我想象的要舒适方便多了，原来还打算休假时才来处理我的皮肤问题。"

❤ PRP-ACR可让肌肤变得紧致水嫩

护士带谢女士去无菌注射室，请她洗净双手后躺在治疗床上，然后帮她全脸敷好麻药，再熟练地从谢女士手臂抽取了10毫升的血液放进试管里。这些血液用离心机离心分层后，就可以提取治疗用的富含血小板的血清了。经过半个小时，一道道工序都已经完成，谢女士脸上的麻药也生效了。护士清洁干净她脸上的麻药，我开始注射治疗了。在她面部静态皱纹较多的位置注射得比较密集，由于有麻药的作用，谢女士不会觉得有太大疼痛感。

治疗完成后，谢女士脸上没有太大的变化，她半信半疑地离开了。但半个月时间不到，谢女士迫不及待地打电话来，问我什么时候可以做第二次。我告诉她第二次治疗要间隔一个月后再做，不能着急。她在电话里笑着说："李教授，学生最近都夸我的皮肤变好了，我自己也感觉到了是有改善，谢谢你。"我听了也很为谢女士感到高兴。

PRP-ACR肌肤营养全面部治疗，通过自体细胞物质激活皮肤层生长因子，可以整体改善脸部衰老的情况，使面部轮廓变得清晰，肌肤变得紧致水嫩。就连脸上原来只能通过玻尿酸来填充的泪沟，现在也能通过PRP-ACR肌肤营养改善。

> PRP-ACR肌肤营养安全、有效，全身肌肤都可以治疗。
> 但如果属于以下人群的任何一种，则不宜使用：1.癌症肿瘤患者；2.各种血液疾病患者；3.活动期肝炎、严重糖尿病、严重的心血管疾病患者；4.接受抗凝血治疗者。

TIPS:

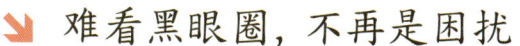

难看黑眼圈，不再是困扰

适用范围：	黑眼圈	疗程建议：	1个月1次，连续注射3次，以后每半年到1年1次
治疗时间：	15分钟左右	恢复时间：	1~3天
疼痛指数：	★★☆☆☆	维持时效：	渐进性改善
安全系数：	★★★★★	费用预估：	¥5000~10000/次

从年轻到老去，我们的眼睛时时刻刻都是身体的信号灯。年长的人们都苦恼过一件事，那就是随着年龄的增大，眼睛周围会长出细小的皱纹；日积月累，这些皱纹会越来越严重，直到变成一条条深深的静态皱纹。但是，年轻人同样有眼周皮肤问题的烦恼。据统计，年轻的亚洲女性最在乎的眼部问题是有小眼袋、黑眼圈和细纹，尤其是黑眼圈，已经成为眼周皮肤问题的重灾区。

● 真正的黑眼圈

黑眼圈很常见，但是你可能还不知道它也是有许多学问的。黑眼圈通常分为两大类，即先天性的和后天性的。很遗憾，先天性的黑眼圈目前还没有非常有效的治疗手段，幸好并不多见。

后天性的黑眼圈就非常多了，环顾你的周围，或者照照镜子，"戴着"黑眼圈的人并不比长黑头的人少。

实际上，最常见的黑眼圈是：血管型黑眼圈——主要特征是眼下血管呈蓝青色。这类黑眼圈形成的主要原因是眼部皮下血液循环不好，代谢废物不能够及时排出，常见于经常熬夜、睡眠质量不好、长时间对着电脑工作的人。还有部分发生在有过敏性鼻炎的人身上，因为这类人的血管中容易有发炎物质，会引起皮下血管扩张，引起血管轻微瘀血，导致眼睛下皮肤常常会有蓝青色的黑眼圈。除了过敏性鼻炎，其他慢性炎症也有可能引起蓝青色黑眼圈。

❤ 似是而非的黑眼圈

更多的黑眼圈其实只是一种视觉上的错觉,主要有四种类型:

▶ **泪沟型黑眼圈**——泪沟真是害人不浅,本来就会让人看起来无精打采的,现在还成了形成黑眼圈的元凶!有些人内眼角下方的皮肤层很薄,不但有泪沟凹陷,还容易显露皮肤下的血管,看起来像是黑眼圈;另外,伴随着年龄的增长,眼下皮肤的胶原组织慢慢流失,也会造成眼下皮肤变薄、凹陷,形成泪沟型黑眼圈。

▶ **色素型黑眼圈**——主要特征是眼周皮肤有真皮层或者表皮层的色素沉着。雀斑、褐青色痣如果长的位置恰好在眼下,很容易给人以黑眼圈的错觉。

▶ **骨架型黑眼圈**——有这种黑眼圈的人着实很冤枉,只是由于眼部骨架突出或眼窝凹陷形成视觉上的阴影,从而看起来像黑眼圈。

▶ **肌肉型黑眼圈**——肌肉型黑眼圈是因为眼睛下方的肌肉过度收缩,出现了肌肉型的小眼袋。这小眼袋虽然不如长者的眼袋那般"醒目",但是对年轻女孩子的杀伤力绝对不可小觑。小眼袋和泪沟一样可恨,不但自己不干好事,还利用视觉效果,让眼睛下面的皮肤看起来也是黑黑的,令人误以为有了黑眼圈。

这些由于睡眠不足、血液循环、鼻炎、骨架构造、肌肉活动而造成的后天性黑眼圈,不管真假,都可以根据具体情况采用不同的个性化改善方案。注射PRP肌肤营养也是个不错的选择,它可以激活眼周皮肤的活性,进而改善相关问题。

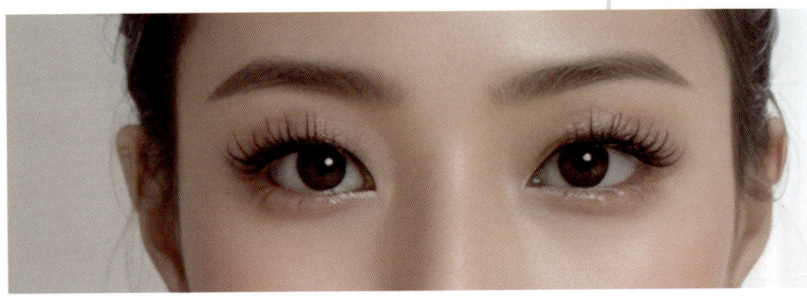

让美丽在颈部延伸

适用范围：	颈纹、颈部皮肤松弛	疗程建议：	1个月1次，连续注射3次，以后每半年到1年1次
治疗时间：	30分钟左右	恢复时间：	1～3天
疼痛指数：	★★☆☆☆	维持时效：	渐进性改善
安全系数：	★★★★★	费用预估：	￥2000～10000/次

即使再年轻的女人，如果光照顾好面子而忽略了脖子的护理，一条条颈纹就会毫不留情地出现。就像数年轮能知道大树有几岁一样，数女人脖子上的颈纹也就知道了这个女人"老化"到什么程度。据说一条颈纹代表年近30，每多一条就添寿10年。"看女人的年龄，不要看脸蛋，要看脖子！"这可是男性同胞们发出的感叹啊！

❤ 为什么颈部也会长皱纹

这和颈部的生理特征是分不开的。首先，颈部的皮肤非常细薄，而且十分脆弱，这就使颈部不可能长久保持光滑平顺的状态。其次，颈部的皮脂腺和汗腺的分布数量也不多，仅仅只有面部的1/3，皮脂分泌这么少，持水能力自然比面部要差许多，从而容易导致干燥，让皱纹悄然滋生。

同时，我们在日常生活和工作中的种种不良姿势，过多地压迫颈部，也会使颈部的肌肤加速老化和失去弹性。例如，喜欢枕着过高的枕头睡觉；只顾埋头工作，很少利用间隙，抬一抬头活动活动颈部；用脖子夹着电话听筒煲电话粥；不注意颈部的防晒等，这些都使颈部不可避免地产生皱纹。另外有些美人向我抱怨说，上小学时颈纹就出来了——这个就是遗传基因决定的了。

总之，颈纹的产生和其他皱纹差不多，自然衰老、护理不当、遗传因素都是产生皱纹的原因。

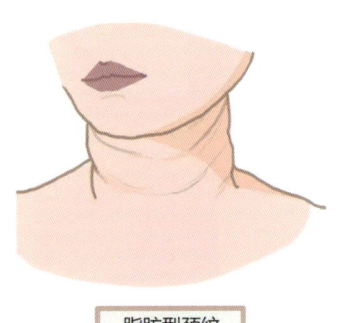 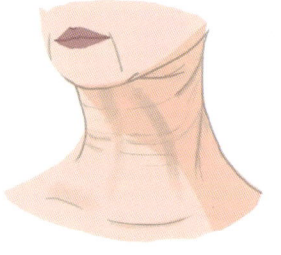 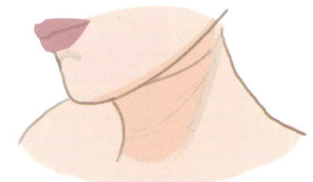

脂肪型颈纹　　　　老化型颈纹　　　　姿势型颈纹

图4-6 不同颈部皱纹示意图

❤ 颈部护理越早开始效果越好

其实说起对颈部的护理，大多数女人都会有些惭愧。我们花了许多时间、心思、金钱在脸蛋上，可是很少想到护理颈部皮肤。一旦它出现问题，我们才会去注意它、呵护它。肯定没有人愿意变成"鹅蛋脸，鸡脖子"的，那平时就要注意护理颈部了。颈部的护理不一定要等到多少岁之后才开始，越早开始，保养的效果就会越好。

PRP-ACR可以改善颈纹，同时嗨体颈纹水光针也是较为常见的一个改善颈纹的方案，它注射于真皮浅层，在颈部真性皱纹底部进行刺激，使细胞缓慢生长后填平衡纹路，随着时间的推移和次数的叠加会有着更加优化的效果。

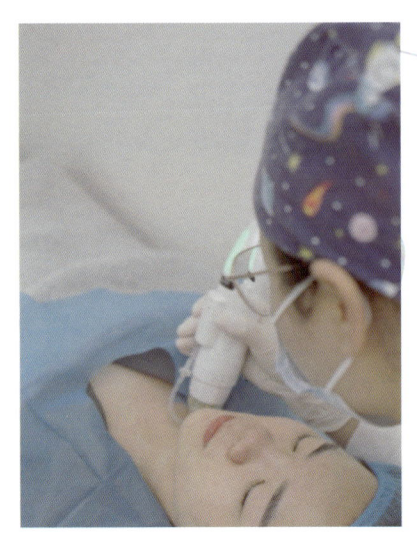

如果不及早保养，年纪越大，颈纹就会变得越明显，颈部出现"火鸡脖子"的问题就越严重。我们可以看到，许多老人家的颈部皮肤除了松弛外，还会出现两条直线状的皱纹，这时就需要加上肉毒毒素以及其他光电射频来治疗了。

Chapter 04 皮肤的营养及再生 衰老肌肤的二次新生

纤纤玉手,是第二张脸面

适用范围:	手背纹	疗程建议:	2月1次,3次一个疗程
治疗时间:	30~45分钟左右	恢复时间:	1~3天
疼痛指数:	★☆☆☆	维持时效:	渐进性改善
安全系数:	★★★★★	费用预估:	¥3000~8000/次

女人绝对要注意细节,细节往往成就完美。烈日当空,裸露的部位就是女人要着重打造的地方:玉手、纤足、性感肚脐,的确一个也不能忽视。手是女人的第二张脸,一双洁白修长的手,相信是每个女人都梦寐以求的,而到了夏天,美丽的双手更是可以为你的形象大大加分。

❤ 手是泄露年龄秘密的罪魁祸首

谁都以为颈纹和眼角皱纹是泄露年龄的罪魁祸首,其实女人的第二张脸同样也是。美国流行天后麦当娜能歌善舞,向来给人活力十足、永葆青春的感觉,可是她的一双手却不幸暴露了娜姐青春不再的现实。

年过60岁的麦当娜,在聚光灯下完全看不出真实的年龄。她脖子上的皮肤紧绷光滑,没有一圈圈的颈纹;那双猫一般的眼睛周围,丝毫看不到皱纹存在;下颌也没有松弛下垂的迹象,完全看不到这个年龄的女人都会长出的双下巴。护肤有术的麦当娜每次出现在公众面前,都显得神采飞扬,衰老仿佛永远不会降临在她的身上。可是,她在伦敦被八卦周刊狗仔队拍到的双手却是惨不忍睹。那双手布满了皱纹,而且青筋暴露,向全世界公开了她不再是年轻小女孩儿的事实。

年复一年花重金使用肉毒毒素注射除皱的麦当娜,怎么也想不到自己手部皮肤的状况,就把自己苦心缔造的不老神话戳破。看来真正的美女不仅要有白皙的皮肤、光洁的颈部,还需要有一双柔软细嫩、光滑无瑕的美手。

❤ 千金易得,美手也可求

《诗经》里面有"手如柔荑"的诗句,这是用茅草根来比喻美手的白嫩。古诗中提到手指，也多用"玉指"，细腻白嫩俱在一个"玉"字之中。十指纤细白皙，肤质嫩滑、细腻，没有丝毫的瑕疵，就是一双美手的最高境界。

熟悉活动策划的朋友都知道，聘请手模的价格比普通走秀的模特价格高很多。原因不言而喻，天生就有一双美手的人太少了。有一个大学时代的校级偶像，是众多女孩子心目中的白马王子，在一次校友聚会上亮出了他的择偶条件：就是一定要找一个双手漂亮的老婆。这真是千金易得，美手难求啊！

在社交场合中，我们除了不想在仪表方面给人留下不好的印象，也不会希望在握手时让对方接触到自己粗糙的手，因此很有必要对自己的"第二张脸"多加呵护。但在日常生活中，人们又大多会忽视手部保养，使手部皱纹过早出现。做手部的黄金微针射频联合肌肤营养剂的补充，能让一双皱纹遍布、青筋暴露的手变得圆润丰满，使人看起来更年轻、健康。这种方案在时尚圈很受青睐，因为贵妇名媛、演艺明星常有秀珠宝、名表的机会，如果双手看上去太糟糕，应该会很糗吧！

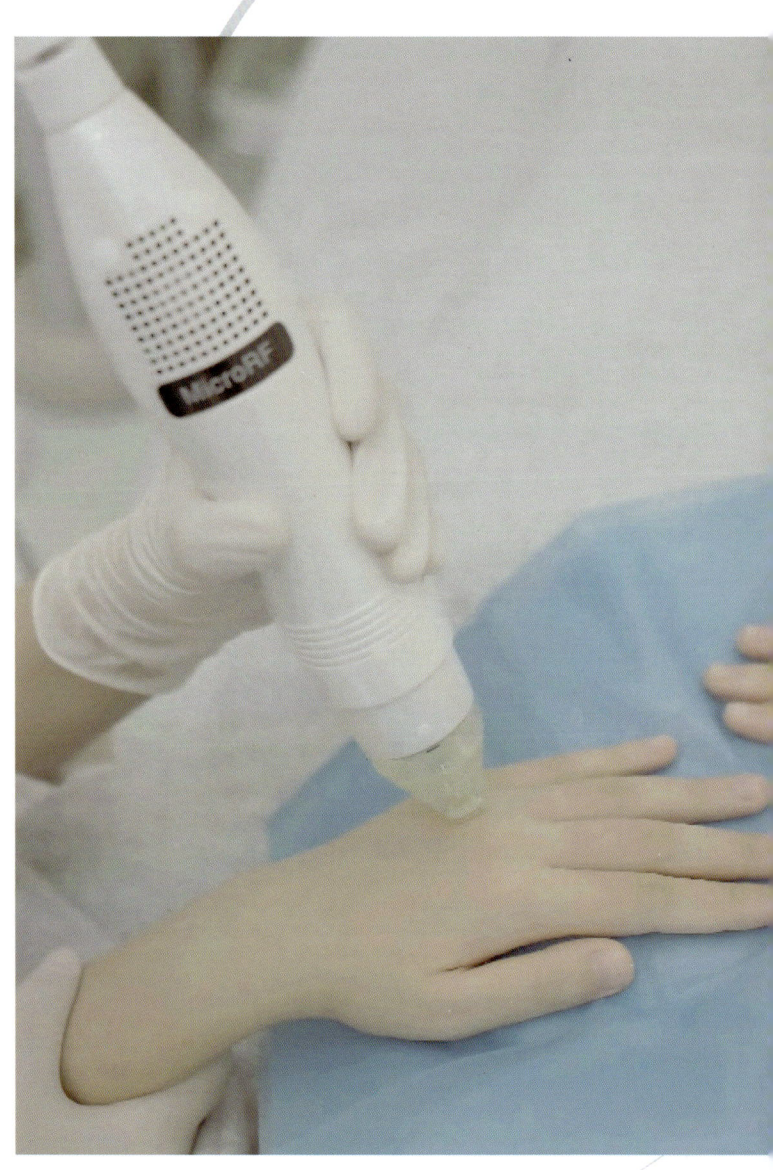

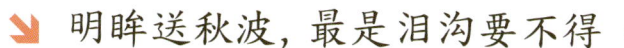
Chapter 04 皮肤的营养及再生 衰老肌肤的二次新生

➡ 明眸送秋波,最是泪沟要不得

适用范围:泪沟	疗程建议:3~6个月左右1次
治疗时间:30~40分钟	恢复时间:1~7天
疼痛指数:★★☆☆☆	维持时效:约2~3年
安全系数:★★★★☆	费用预估:¥8000~12000/次

在赵本山的小品里,有这么一段:老头、老太太要去表演,老太太非要给老头画眉毛不可。老头抬头坐着,老太太从背后给他画。画完,老头对着镜子一看,哎呀,不得了,眉毛怎么跑到眼睛下面来了呢?原来老太太看见老头脸上的两道泪沟,以为那是眉毛,就照着给画了。这小品可丝毫不夸张,严重的泪沟就和眉毛差不多粗,有些甚至比眉毛还要粗。

❤ 乖乖女被调侃夜猫子

女人的脸上有三个"八字",分别是泪沟、法令纹和嘴角纹,妙龄少女和中年妇女的区别就在于脸上的这几撇纹路。泪沟很容易让人看起来疲惫、憔悴,即使是画上浓妆都遮盖不住,是影响个人气质的一大杀手。泪沟作为你的第一道"三八线",这道关卡可得防住了。

这段时间,小美快被自己眼睛下面的"不速之客"烦死了,一开始她还以为只是自己没睡好长的眼袋,后来仔细一看,居然是条泪沟。时间一长,朋友都开始调侃小美:"哎呦,眼袋这么重,大晚上不睡觉去哪儿玩了?"这可让每天10点准时上床睡觉的小美郁闷死了,明明是个乖乖女,偏偏误成"夜猫子"。

小美一脸无奈和烦恼,向我抱怨她的尴尬,询问道:"李教授,你看我今年才22岁,怎么就会长泪沟,这不是30多岁才开始长的吗?"我告诉她,大部分人都对肌肤老化有固化的偏见,例如,"30岁开始有皱纹,40岁出现松弛"等等。实际上,你的肌龄并不等于实际年龄。年龄是从出生开始以自然年计算,肌龄却是由肤质+保养双重因素决定的。这也是为什么你的肌肤既能够成为年龄的告密者,又可以是掩饰年龄的好伙伴。在观察了小美的肌肤状态之后,我建议她用III型胶原蛋白+联合4D艺术线雕改善泪沟。

❤ 改善泪沟，一举两得

泪沟是指由内眼角开始出现在下眼睑靠鼻侧的一条凹沟，有的人甚至可延伸到脸颊。泪沟通常在年轻时不会很明显，因为年轻人皮下脂肪较为丰富，皮肤也更为紧绷，只会有隐约的轮廓。随着年龄的增长，皮下脂肪日渐萎缩，皮肤会变薄并因弹性降低而下垂，下眼皮内侧的泪沟就会变得明显起来。

改善泪沟时，由于泪沟的位置比较特殊，挨着眼部很近，而且下眼睑肌肤很薄，血管非常丰富，需要医生对各层肌肤的位置有精准的把控。对于比较显著的泪沟，用III型胶原蛋白联合4D艺术线雕，才能够取得更为理想的效果。

改善泪沟的同时还有一个意外惊喜，那就是改善黑眼圈，可以说是一举两得。听了上述介绍，小美很快就同意了我的建议，敲定了方案。

❤ 告别泪沟，重现桃花眼

刚进治疗间时，小美看什么都稀奇。敷麻药的时候，我告诉小美，要是有什么不舒服的地方，可以举手示意，我会作出适当调整。不过，别看小美平时柔柔弱弱的样子，但治疗的时候却没一点紧张，原本给她备好的减压球都没有用武之地。

复诊时，小美是跟朋友一块儿来的。她开心地指着自己的眼睛跟我说："李教授，你看，我的泪沟都不见了，桃花眼又回来啦！"然后又把朋友推过来说："拜托你给我朋友看一下吧，她看我泪沟的改善效果好，想来看看她的痘痘。"

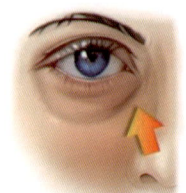

I型泪沟（轻度）　II型泪沟（中度）　III型泪沟（重度）

III型胶原蛋白，维持肌肤弹性

适用范围：松弛、细纹、干纹、毛孔粗大、肤质暗沉	疗程建议：1月1次，3次一个疗程
治疗时间：30分钟	恢复时间：1～3天
疼痛指数：★☆☆☆☆	维持时效：建议持续改善，维持效果更持久
安全系数：★★★★☆	费用预估：¥3000～20000/1支（视品牌和型号而定）

胶原蛋白的流失是人体衰老最重要的体现。从18岁开始，我们身体中的胶原蛋白就慢慢地流失。太阳光紫外线的暴晒，自由基随着年龄增加在体内的积累，还有女人躲不开的月经、生育，这些都会一点点地"偷"走胶原蛋白。日复一日，年复一年，到40岁时我们体内剩下的胶原蛋白就不足原来的40%。大量胶原蛋白的流失，相当于"弹簧"断裂、"水库"决堤，皮肤开始出现"塌方"。这时，皮肤由紧绷变得松弛，细腻变得粗糙，水嫩变得干燥，白皙变得暗沉；皱纹、色斑也悄悄地爬上了脸庞。

抗衰老，从补充胶原蛋白着手

"做水一样的女子"是爱美人士终生追求的美丽梦想，但天天用化妆品，月月做美容，皮肤干燥、皱纹增多、色斑出现等衰老现象仍然不可避免。为什么细心呵护，肌肤问题依然如故呢？这就是因为忽略了胶原蛋白。胶原蛋白之父布兰特博士说过，衰老的过程其实就是胶原蛋白流失的过程。胶原蛋白流失的后果，就是导致皮肤"塌方"。在没有修好"塌方"前，单靠涂抹化妆品，无异于在装修塌了的房子。想想看，没有找到根治的方法，又怎么可能找回少女般水嫩的肌肤？

可见，要抗衰老、拯救肌肤、修复美丽，不能只做表面工作，要从胶原蛋白层面入手。最简单的方法，当然是吃胶原蛋白。中国的美容养颜食谱中，猪蹄、猪皮、鸡脚、燕窝，无一不是富含胶原蛋白的食物，但食物中的胶原蛋白经过消化后，能吸收的极少。按照科学标准，每天人体所需的4～5g的胶原蛋白补充量，相当于要吃5kg猪蹄或10碗燕窝。猪蹄、肉皮属高胆固醇食品，一天吃5kg不现实。可是，一天吃10碗的燕窝、鱼翅，也有点天方夜谭，不太可能。

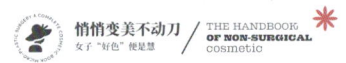

我们皮肤的胶原蛋白主要由Ⅰ型和Ⅲ型胶原蛋白组成。随着年龄增加胶原总量呈下降趋势，现代医学证明，衰老本质是柔软富有弹性的Ⅲ型胶原蛋白持续加速流失，且成年后无法自体再生。

而Ⅲ型胶原多位于真皮浅层，决定肌肤弹性，可以促进伤口愈合，减轻皮肤炎症。这一胶原大幅度减少是皮肤出现细纹的主要原因。所以提高皮肤里Ⅲ型胶原蛋白占比，不仅可以维持皮肤弹性，还可以收获减轻皮肤炎症、促进伤口愈合、改善细胞微环境、保护血管神经等一举多得的效果。

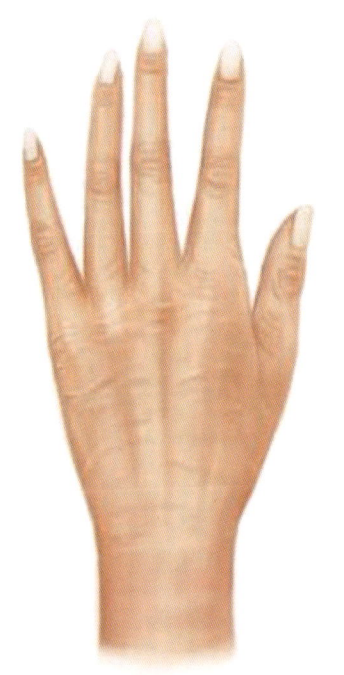 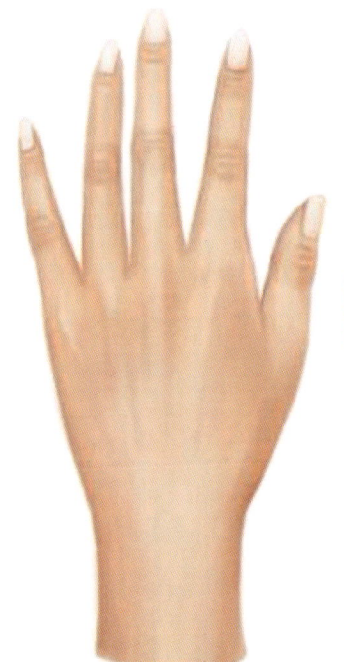

图4-8 淡化手部皱纹示意图

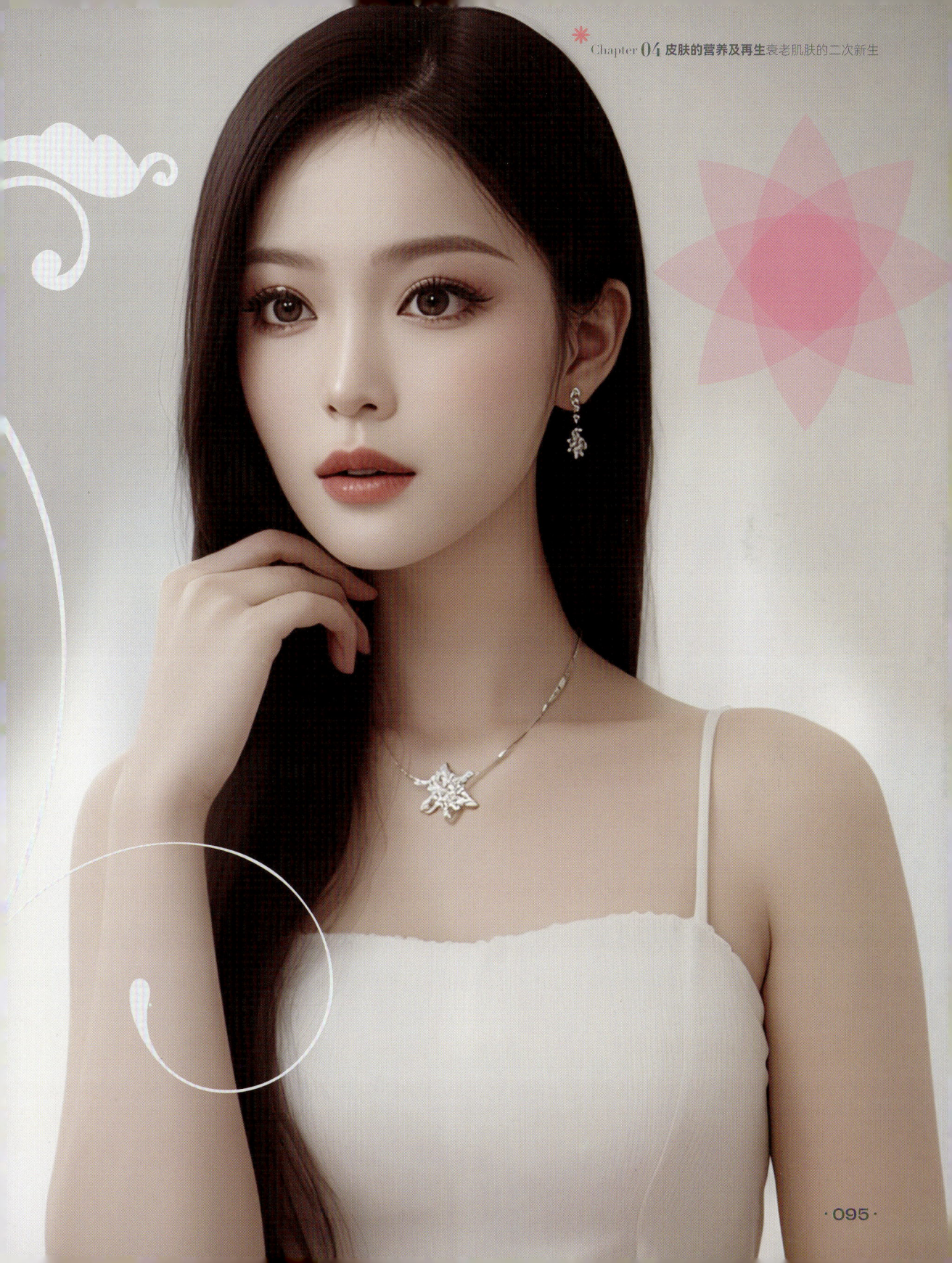

Chapter 05

Botulinum toxin
Wrinkles eraser

肉毒毒素
皱纹的橡皮擦

- 告别"虎背熊腰"，和"TA"说"NO"
- 从细节开始，让年龄成为秘密
- 神奇变变变，国字脸变瓜子脸
- 轻松摆脱萝卜腿，秀出好身材
- 告别多汗症，重拾清爽

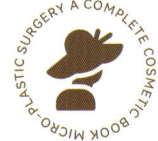

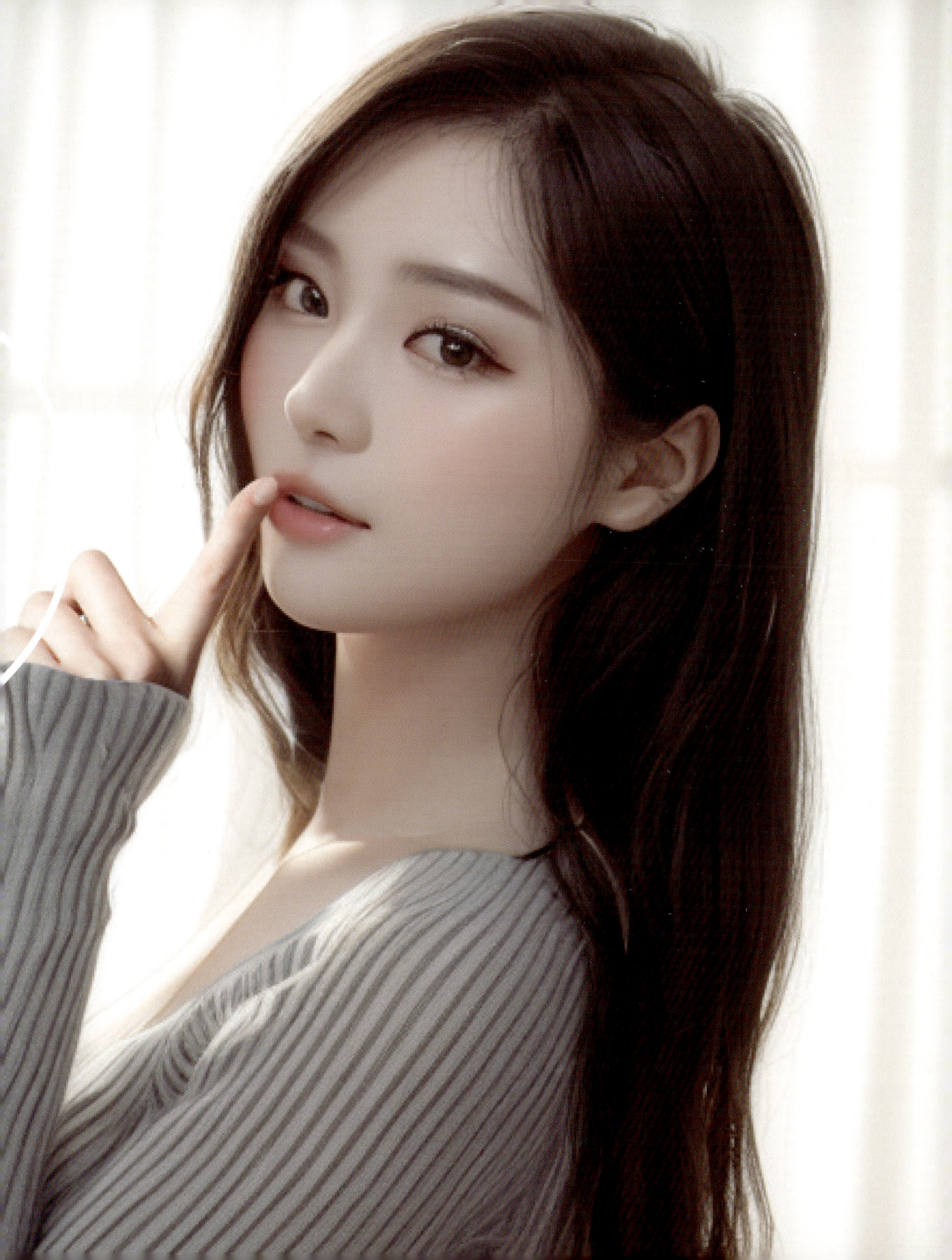

❤ "比起爱情,我更相信肉毒毒素"

如果第一次拔出白头发,你还能发出一声尖叫的话,那还算不晚;当别人称赞你"笑起来皱纹像朵美丽的菊花"的时候,就需要提高警惕了。

几乎没有人不怕变老,就像没有人不怕生病一样。我们最害怕的衰老,就藏在深深的皱纹里:尴尬的鱼尾纹,无奈的法令纹,苦涩的抬头纹、眉间纹,还有无法掩饰的颈纹……由于眼睛的频繁眨动,而眼周的皮肤又较薄,所以最早在这里出现鱼尾纹。它们的出现是在警告我们:皮肤老化期到了!

变老?不行!面对该死的皱纹,谁都想要立即去掉它,恢复轮廓明晰的脸庞。肉毒毒素,就是速效除皱的能手。它可以说是动态皱纹的金牌杀手,效果显著,能在极短时间内还你一张朝气蓬勃的脸!热门美剧《欲望城市》中有句台词:"比起爱情,我更相信肉毒毒素,因为它每次必定有效。"

在美国演艺圈中,使用肉毒毒素改善脸上的皱纹,早不是什么了不得的大秘密。麦当娜、汤姆·克鲁斯等大牌明星都在使用它以延缓衰老。美国收视率第一的真人秀节目《美国偶像》(《American Idol》)的评委西蒙·考威尔,是好莱坞最有权势的人之一,他在一个采访中承认自己经常使用它,"对我来说,用肉毒毒素和用牙膏没什么区别。"

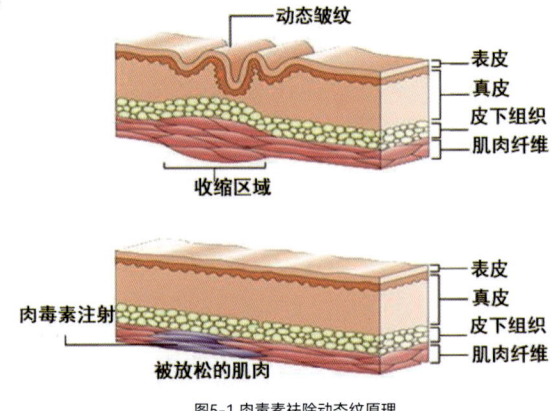

图5-1 肉毒素祛除动态纹原理

❤ 剧毒变为宝，肉毒毒素有多神奇

事实上，肉毒毒素（也称肉毒素）在被人发现其美容功效之前，只是一种剧毒的细菌分泌物。肉毒毒素是一种生长在常温、低酸和缺氧环境中的细菌，广泛分布在自然界各处，比如土壤和动物粪便中；在罐装不合格的罐头食品、加工或储存不正确的真空包装食品，也都能找到它的踪迹。不说不知道，人体的胃肠道也是一个良好的缺氧环境，很适合肉毒毒素居住。

肉毒毒素在繁殖过程中会分泌毒素，是毒性最强的天然物质之一。人如果食用被肉毒毒素污染的食物，毒素就会进入血液被带到全身各处，从而导致头痛、头晕、肌肉无力，甚至呼吸困难。第二次世界大战时，美国、日本、苏联、英国等国家都曾经用肉毒毒素研究并生产过"生物武器"。

后来，科学家无意中发现A型肉毒毒素能使肌肉暂时麻痹，适合用来治疗斜视、面部痉挛和肌肉运动紊乱症等。也算是"无心插柳柳成荫"，医生又偶然发现使用肉毒毒素后，病人看起来年轻许多，脸上注射部位的皱纹明显消失。很快，利用肉毒毒素改善皱纹的疗法就应运而生，并因疗效显著迅速风靡整个医学美肤界。

❤ 肉毒毒素适合治疗动态皱纹

局部皮肤上凹陷的条纹叫做"皱纹"。通常来说人体在25岁后新陈代谢减慢，开

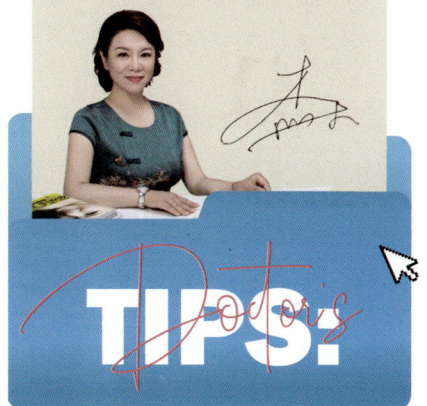

Doctor's TIPS:
肉毒毒素不是个美丽动听的名字，甚至有点让人望而生畏，但它却是当今医疗健康市场上非常受欢迎的美容方式。近几年来，肉毒毒素以其他美容产品望尘莫及的速度，飞速成为各国爱美人士保持青春、美容修身的必备之选。从明星政要、豪门名媛到时尚白领，甚至学生一族，无数人把注射肉毒毒素视为除皱、瘦脸、瘦小腿的灵丹妙药。有人这么形容它：只要愿意挨一针肉毒毒素，马上就可以拯救女性们最恐惧的国字脸；不再担心抬头纹夹死蚊子，鱼尾纹储藏粉底；还能让大饼脸变成瓜子脸，资深师奶变成美丽少妇……

始衰老，脸部做表情就会出现一些动态皱纹。所谓动态皱纹，是指脸部有表情动作的时候才出现的浅层皱纹，常见的有鱼尾纹、法令纹、抬头纹等。动态皱纹会慢慢地演变成不做表情都看得清清楚楚的皱纹，就是静态皱纹，也叫真性皱纹。换言之，静态皱纹是动态皱纹长期累积形成的。

我们面部会出现皱纹，原因之一是表情肌收缩。而我们的肌肉之所以能够收缩，是因为接收了神经末梢放出的运动神经传导物质所致。神经传导物质在神经末端内会聚集成神经传导小泡，只要接收到大脑发出的指令就会释放出来，使肌肉产生收缩。

肉毒毒素在接触了神经末梢的细胞膜之后，进入神经细胞中。进入神经细胞的肉毒毒素，会阻挡运动神经传导物质的释放。这样肌肉就接收不到运动信号，自然不会产生收缩，从而让肌肉进入休息状态。由此可以清楚地了解，肉毒毒素可以使肌肉麻痹，从而起到改善皮肤动态皱纹的效果。

现在，美容医学界不仅利用肉毒毒素除皱，还把它用于瘦脸，让脸部肌肉变得紧实，使大饼脸、国字脸等变成瓜子脸；而粗壮的小腿在注射了肉毒毒素之后也可以让线条变漂亮。

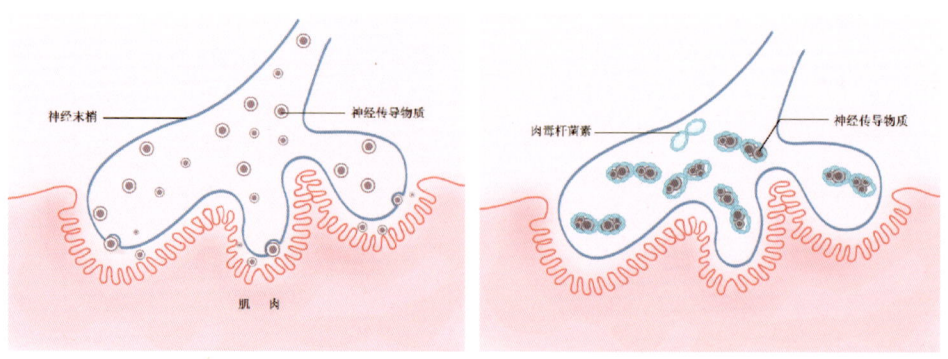

图5-2 神经传导物质使肌肉产生收缩　　图5-3 肉毒毒素阻挡神经传导物质的释放

❤ 安全、健康不是选择题

以前改善皱纹，需要用医学换肤、拉皮、脂肪填充或小切口除皱等方式，那真是"痛并美丽着"，但对动态皱纹并没有特别有效的治疗方法。现在用肉毒毒素除皱，只需将小剂量的药剂注射进需要治疗部位即可，整个过程仅几分钟，基本上不会影响正常的工作和生活，在操作上也很方便。

在效果持续的时间上，肉毒毒素的效果可维持4~8个月左右。我在多年的临床实践中发现，治疗效果的持续时间会随治疗次数延长，所以越到后面，需要注射的频率就会越低。

打肉毒毒素之前，几乎每位朋友都提出这些问题：打了以后，会不会两边脸不对称？会不会一边笑脸，一边哭脸？会不会引起肌肉僵硬呢？

安全与健康不是拿来选择的，而是追求美丽必须具备的前提条件。因此，在接受肉毒毒素治疗时，一定要选择正规的医疗机构和技术娴熟的专业医生，并且使用国家批准的肉毒毒素药品。在这三个前提下，肉毒毒素的治疗风险是非常低的。由于正规的产品弥散系数小，注射进体内不容易扩散，且只是微量使用，只对注射的局部肌肉有效果，对整个肌肉群的运动是没有影响的，因此不妨碍我们各种面部表情的表达，更别说对身体健康产生影响了。

新闻曝光了一些爱美人士注射肉毒毒素

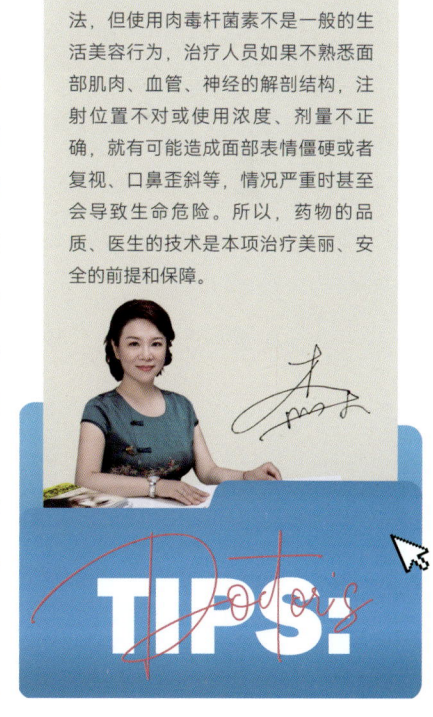

肉毒毒素除皱是一种有效而安全的方法，但使用肉毒杆菌素不是一般的生活美容行为，治疗人员如果不熟悉面部肌肉、血管、神经的解剖结构，注射位置不对或使用浓度、剂量不正确，就有可能造成面部表情僵硬或者复视、口鼻歪斜等，情况严重时甚至会导致生命危险。所以，药物的品质、医生的技术是本项治疗美丽、安全的前提和保障。

后出现各种不良反应的事件，其中的教训和经验一定要吸取。大多数这种情况发生都是因为这几个因素：非医疗单位、非医疗人员、非正规药品、非安全剂量。

目前，国家卫生管理部门和食品药品监督管理总局针对现在肉毒毒素市场混乱的现象，已将肉毒毒素制剂列入毒性药品管理。规定肉毒毒素不得零售，只能销售给医疗机构；生产企业未经批准，严禁向任何单位和个人提供菌种；生产企业严格按照年度生产计划和严格执行药品GMP要求，并指定具有生物制品经营资质的药品批发企业作为A型肉毒毒素制剂的经销商。国家的努力的确增加了对风险的控制，但是患者或消费者本身才是安全控制最重要的一环。想要注射到正规肉毒毒素一定要选择正规医疗单位，这是追求健康和美丽的前提条件。

对你负责的医生会拒绝你想超量注射的想法，同样，从另一个角度来说，求美者自己也应该有这样的意识，不能单纯地为了美丽而忽视或放弃健康。

❤ 注射费用越来越亲民

在中国兰州衡力的肉毒毒素制剂进入市场之前，用来除皱的肉毒毒素主要是BOTOX这个品牌的产品，所以许多顾客会误以为BOTOX就是肉毒毒素或者是它的英文名字，其实，BOTOX只是肉毒杆菌素的一个商品名称而已。BOTOX(保妥适)、DYSPORT、衡力等是国际上普遍使用的品牌，分别来自美国、英国和中国，目前韩国品牌的肉毒毒素也得到了NMPA的认证，进入市场供应。

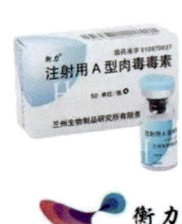
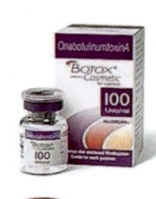
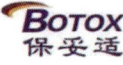

许多朋友都不太信任国产品牌，选择肉毒毒素也是如此，这是个误区。在医学界，我们已经有世界领先的产品，让许多医生非常自豪的A型肉毒毒素就是一个证明。尽管另外两种国外品牌的产品在国际市场上声名远扬，但国产品牌的疗效与它们相比没有太大的差异。更难能可贵的是，国产品牌在价格上还有很大的优势。

几年前，在外国的娱乐八卦新闻里，经常会看到某某明星因注射肉毒毒素50岁还青春常驻的消息。那时注射肉毒毒素动辄要十几万元，只有明星富豪才享受得起。随着提炼技术的改进，肉毒毒素的生产成本降低，价格也有了直线的下降。以前要花巨资享用的美容大餐，如今也变得越来越平民化了，几乎和去几次美发店染发的花费差不多。很难想象，如果不是我们的生物科技有了飞速的发展，如果没有国产肉毒毒素的高性价比，这个除皱圣药在今天是不可能走进大众的美容生活的。

❤ 挺拔松弛感的体态美

在这个追求健康与美丽的时代，体态美不仅仅是外在的优雅，更是内在健康的反映。它不仅关乎于视觉上的美感，更是一种生活方式的体现。良好的体态不仅能够提升个人的自信心，还对身体健康有着深远的影响。比如，正确的站姿和坐姿可以减少脊椎压力，避免颈肩腰腿痛的发生，促进内脏器官的正常运作，甚至对心理健康也有积极影响，帮助减轻焦虑和抑郁情绪。

好气质，看体态

体态美，简单来说，就是身体的自然状态呈现出的美感和平衡。它包括了身体的线条、姿态、肌肉的紧致度以及皮肤的质感。在轻医美领域，我们关注的不仅仅是体型上的改变，更注重的是通过非手术或微创手段，帮助人们恢复或提升皮肤弹性，改善脂肪分布，从而达到更和谐的身体轮廓。

轻医美如何助力体态美？

皮肤紧致与弹性：随着年龄的增长，皮肤会逐渐失去弹性，导致松弛和皱纹。轻医美技术，如胶原枪、射频、超声炮、热玛吉、激光治疗等，可以刺激胶原蛋白再生，帮助皮肤恢复紧致，使体态看起来更加年轻有活力。

调整肌肉形态： 肉毒素是一种神经肌肉阻断剂，当注射到特定肌肉时，它可以暂时减弱肌肉的收缩能力，可以用于调整肌肉形态。

➡ **面部轮廓提升：** 通过在咀嚼肌或额头肌肉等处注射肉毒素，可以减少肌肉的体积，从而改善脸部轮廓，如瘦脸、提升眉型等。

➡ **颈部线条优化：** 肉毒素也可以用于颈部，减少颈纹和提升颈部线条，让颈部看起来更加修长和紧致。

➡ **改善姿势：** 在某些情况下，肉毒素还可以用于改善不良姿势引起的肌肉不平衡，比如斜颈或肌肉紧张，通过调整肌肉张力来改善体态。

个性化方案： 每个人的身体状况和需求都不同，因此，在轻医美领域，我们会根据个人的具体情况，制定个性化的治疗方案，确保效果最大化的同时，安全性和舒适度也得到保障。

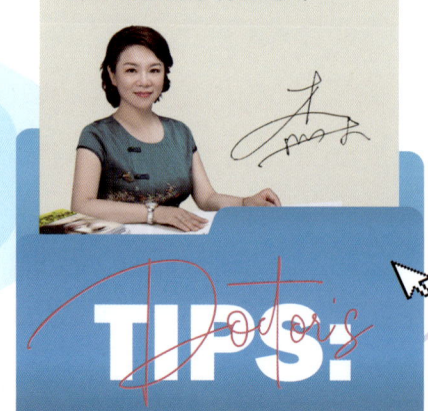

在考虑任何轻医美项目之前，请务必咨询专业的医生，了解自己的身体状况是否适合接受相关治疗。

轻医美虽好，但健康的生活方式同样重要，均衡饮食、适量运动和充足休息是维持体态美的基础。

美丽是一个内外兼修的过程，轻医美只是其中的一部分。与你的身体和解，倾听它的声音，用科学的方法呵护它，你会发现自己比想象中更加迷人。

告别"虎背熊腰",和"TA"说"NO"

适用范围:斜方肌肥大/背部	疗程建议:半年1次
治疗时间:15~30分钟	恢复时间:6~24小时
疼痛指数:★☆☆☆☆	维持时效:4~8个月
安全系数:★★★★☆	费用预估:¥3000~9000

纤秀平缓的肩颈可以增加女性颈部的美感,但有些求美者肩颈部皮下的斜方肌过于发达,高高隆起呈现"虎背熊腰"的外形,失去了女性柔美的肩颈部曲线。在这种情况下可以对斜方肌注射肉毒毒素,使肌肉发生松弛,从而缩小斜方肌的体积,呈现肩颈部娇小的外形。

❤ 发现新视角

"Mary啊,你看起来真壮实啊?"朋友不经意的一句话,让Mary意识到了自己身体上一个长期被忽视的问题——富贵包。醍醐灌顶的一句话,让她注意到自己肩膀两侧肌肉异常发达,这使得她的上半身看起来比实际要宽大得多。这些问题不仅影响美观,还偶尔引起颈部和肩部的不适。

第一次见面时,Mary对着镜子轻轻皱眉,她的眼神落在了镜子里那对紧绷的斜方肌上,嘴里嘟囔道:"我一直觉得我的肩膀很宽,穿衣服总是显得壮实,好烦啊,有没有什么办法可以改善的呀"。斜方肌过于发达,不仅让她失去了女性特有的柔美曲线,还时常伴随着肩颈的酸痛。

面诊时,我仔细检查了Mary的斜方肌,确认了她所描述的情况。一边安抚她的情绪,一边解释到,"斜方肌肥大可能由多种因素造成,包括遗传、过度锻炼或是不良姿势。不过,好消息是,我们可以用肉毒素注射来帮助你软化这些肌肉,它能暂时放松特定的肌肉,减少肌肉活动,让你的肩部线条看起来更加柔和。"

❤ 肉毒毒素,安全有效的生物制品

注射肉毒毒素其实是一种安全有效的生物制品。可是听到"肉毒毒素",Mary

第一反应是："肉毒毒素啊？我可不打，听说副作用很大的，很多人打了以后会僵硬……"她把头摇得像拨浪鼓一样，充满了排斥和怀疑。

我就知道Mary会担心。许多像她这样的顾客听到肉毒毒素，马上就联想到僵硬。其实肉毒毒素现在是比较受欢迎的，适应症也从头面部向全身拓展，已经积累了丰富的案例和经验。大部分负面报道，是因为治疗人员不采取专业的肉毒毒素和不专业的操作所造成的。

听了我的解释，Mary还是心存疑虑，"那你说用生物素好不好呢？有几个朋友告诉我，她们用生物素完全没有副作用。"看来Mary了解的信息是挺多的，可惜真真假假，让她这个学霸，具有极强信息获取能力的人来说都不知道如何判断，无从选择了。我笑笑说："生物素就是肉毒毒素。有些机构担心'肉毒毒素'这个名字会吓跑顾客，特意换了一个名字。"

"原来是这样啊！"Mary频频点头，表现出一副终于明白的样子，"那是不是进口的比国产的要好很多呢？我总是觉得药物还是进口的好些。"看来她是相信的，只是不知道如何判断市场上真真假假的说法。

"这个观念你可有点落伍了。"我笑着说，"当然，有很多进口的产品品质的确精良，但就肉毒毒素而言，国产的已经是 非常好的了，疗效与国外的相比差别并不大，而且价格上还有很大的。

❤ 轻轻一针，重塑线条感

在了解了肉毒素的安全性和原理后，Mary决定接受治疗。肉毒素是一种能够暂时阻断神经信号传递至肌肉的物质，当它被精确地注射到斜方肌中时，可以减弱肌肉的紧张度，使其逐渐松弛下来。

治疗前，我详细介绍了整个过程，确保Mary对治疗有充分的了解。虽然肉毒素

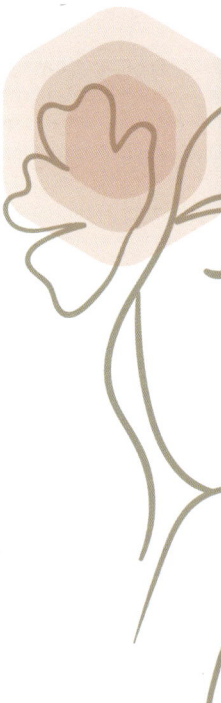

听起来有些"可怕",但实际上,它是一种非常成熟且安全的治疗方法。

在治疗室里,我精准地将肉毒毒素注入目标区域。整个过程仅用了几分钟,除了轻微的刺痛感,Mary几乎感觉不到任何不适。"就像被蚂蚁咬了几下,"她事后这样形容。

一周后,Mary开始注意到变化,她的肩部线条明显变得更加流畅,整体轮廓柔和了许多。更重要的是,她发现肩颈部位的疼痛也减轻了不少。一个月后,我们邀请她回来进行复查,并强调了保持良好姿势的重要性,以维持肉毒素带来的正面效果。

Mary看着镜子里焕然一新的自己,心中涌起一股难以言喻的喜悦。"我终于找到了适合我的改善方案,而且这一切都是那么自然,没有留下任何痕迹。"她感慨地说。

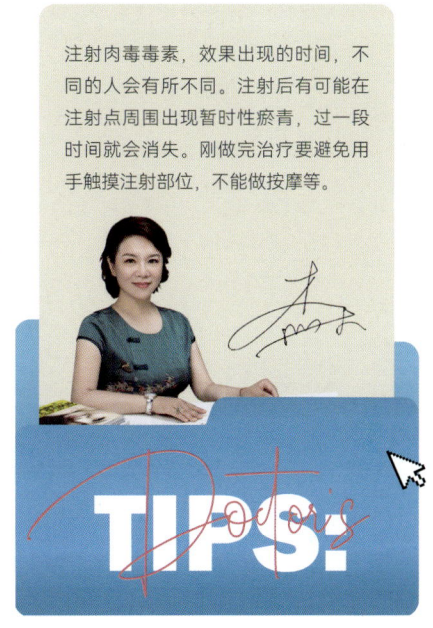

注射肉毒毒素,效果出现的时间,不同的人会有所不同。注射后有可能在注射点周围出现暂时性瘀青,过一段时间就会消失。刚做完治疗要避免用手触摸注射部位,不能做按摩等。

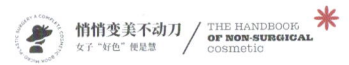

➘ 远离抬头纹，重回年轻态

适用范围：	抬头纹	疗程建议：	半年左右1次
治疗时间：	5～10分钟	恢复时间：	无
疼痛指数：	★★☆☆☆	维持时效：	约4～8个月
安全系数：	★★★☆☆	费用预估：	¥1000～2000

听说，有抬头纹的人是忧郁的，沧桑的额头见证了他经历过的苦难，显得他更成熟、更有魅力；有抬头纹的人是深刻的，紧皱的额头说明了他拥有睿智的思想，可以忧他人所不忧；有抬头纹的人是可靠的，坚毅的额头不仅昭示了他的领导能力，更显出悲天悯人的情怀。可是，额头上那一条条纵横的沟壑，似乎正在昭示你青春已逝、年华不再，难道你就从不为自己的抬头纹担心吗？

❤ 抬头纹不一定和年龄有关系

不论是中年人，还是二十多岁的年轻人，都可能会有抬头纹。这种皱纹再常见不过了，似乎无关痛痒，但却在抬眉的那一瞬间使你不再那么年轻，现出一点点的老态。

抬头纹的出现，除了年龄的因素外，还有许多其他的原因。比如遗传的因素、生活习惯等，都可能是造成年纪轻轻却出现抬头纹的原因。

现在许多年轻人喜欢爬山、攀岩等户外活动，享受在阳光下暴晒的感觉。但是，风吹日晒是加速皮肤衰老的催化剂，在户外活动如果不注意防晒，年纪轻轻就会满面皱纹，看上去像40岁的人，有抬头纹一点儿也不奇怪了。

❤ 肉毒毒素适合改善动态抬头纹

对于轻微的抬头纹，在日常生活中多加注意，就可以缓解；对于比较顽固的抬头纹，最好还是去接受医院的治疗。抬头纹通常分为两种：静态抬头纹和动态抬头纹。如果你的抬头纹是那种面部无表情也看得到的，就需要光电仪器或胶原等营养物质的材料来抚平。如果是在面部做动作有表情时，因肌肉收缩而使皮肤皱在一起形成的，就是动态抬头纹，可以通过注射肉毒毒素来改善。

抬头纹在治疗上的注射点，会因为额头的宽度、高度而有所不同。除了施打点的数量不同，抬头纹在治疗时的位置也是需要注意的，施打的部位必须高于眉毛2厘米，以免导致眉毛下垂。

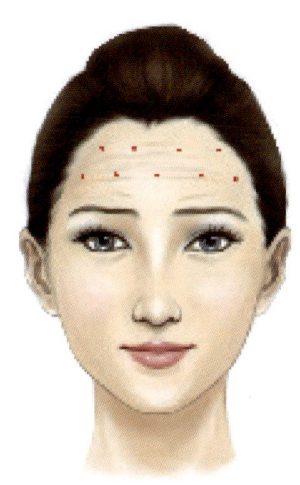

图5-4 抬头纹注射示意图

这个治疗基本上不需要恢复期。施打后并不会有立即的改善，外观并无太明显的变化，一般要经过3~4天才能见到效果，大约可维持4~8个月。有些因为习惯性的原因造成抬头纹的人，也有可能在施打后因为习惯改变，即使肌肉恢复作用，也不会那么容易就恢复原状。

从细节开始，让年龄成为秘密

适用范围：眉间纹、皱鼻纹、唇纹	疗程建议：半年左右1次
治疗时间：5～10分钟	恢复时间：无
疼痛指数：★★☆☆☆	维持时效：约4～6个月
安全系数：★★★☆☆	费用预估：¥1000～4000

是谁让青春成为永远的过往？是谁让容颜失去了光华？岁月最是无情，不管你曾经多么倾国倾城、多么魅力无边，当岁月经过你的身旁，留给你一道一道皱纹的伤痕时，你便开始明白，女人永远无法坦然面对自己的衰老。听到"皱纹"两字，女人立刻会感到害怕。它意味着不再年轻，衰老的降临经常从平常不重视的部位开始。

❤ 眉间纹，不开心的印记

眉间纹是面部的一种正常的表情纹。随着年龄的增长，面部的皱纹会逐渐加深，双眉之间逐渐形成了较深的皱褶，呈现为"川"字，也称之为川字纹。眉间纹一旦形成，会使人看起来总是愁眉不展，有不快乐、忧愁和苍老的感觉。

许多人来找我，想去掉眉间纹这个不开心的印记，其中包括不少男士。男人在外闯荡，遇到的难事多，这个时候除了习惯性地点燃一支烟，还会不自觉地把眉头皱起来，眉间纹就慢慢变得很明显了。有些男士在眉心还会出现一道笔直的凹痕，这种眉间纹被称为"垂针纹"，是由于眉间肌肉群紧张度逐渐上升引起的。

如果是在做表情的时候才看得到眉间纹，肉毒毒素可以帮助我们消灭它。但过深的眉间纹，光靠注射肉毒毒素可能无法完全抚平，就需要光电类仪器或胶原类营养物质材料来抚平，才可让整个凹陷的皱纹得到大幅度的改善。

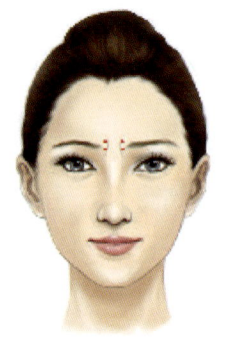

图5-5 眉间纹注射示意图

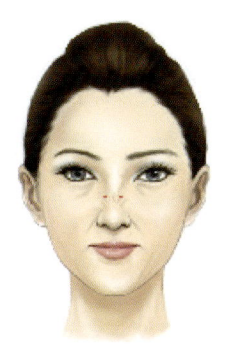

图5-6 皱鼻纹注射示意图

❤ 皱鼻纹，使人看起来像兔宝宝

当眉间皱纹向下延伸，就变为皱鼻纹。皱鼻纹有个可爱的别称，叫做兔宝宝纹。不明白是什么吗？你在镜子前皱皱鼻子看就知道了。鼻梁两侧可恶的"沟壑"是不是很吓人？让人看起来老了20岁，这样的兔宝宝一点儿也不可爱。

皱鼻纹主要是因为鼻肌过度收缩所引起的。不喜欢的话，也不要紧，一针肉毒毒素就搞定了。

❤ 唇纹，脸部美丽的打折点

在社交场合，听话的人总是盯着说话的人看。看哪里？看眼睛，更看这个发出声音的嘴巴。这时最容易发现说话者的嘴唇是否鲜艳、是否老化……唇纹虽然很细微，但也是展示年龄的一个重要因素。

一些外国人年轻的时候就容易出现唇纹，中国人通常年纪大了才会有。所以，多数国人的唇纹是在人体老化过程中，口轮匝肌过度收缩所造成的。唇纹很严重的人，如果在嘴唇涂上唇蜜，就会沿着唇纹散开，最后唇彩糊成一团，变得非常难看。

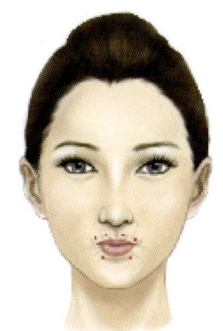

图5-7 唇纹注射示意图

唇纹如果没有处理好，脸部的美丽一定大打折扣。要改善这个问题其实很简单，由于唇纹的产生是来自口轮匝肌的收缩，所以我们只要在这些肌肉注射适量的肉毒毒素即可改善。

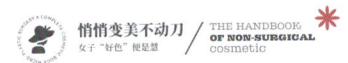

神奇变变变，国字脸变瓜子脸

适用范围：国字脸、咬肌肥大	**疗程建议**：半年左右1次
治疗时间：10～15分钟	**恢复时间**：无
疼痛指数：★★☆☆☆	**维持时效**：约4～10个月
安全系数：★★★☆☆	**费用预估**：¥3000～6000

拥有一张鹅蛋脸或者瓜子脸，是每个女人梦寐以求的美丽目标。我们可以发现，有这种脸形的女人带着一种天然的妩媚娇俏，一颦一笑都散发出小女人独有的温柔风情。相反，国字脸的人看起来棱角分明，会带来视觉上过于严肃、没有亲和力的感觉。一个女人要是有了张国字脸，多少会被视为泼辣、过于硬朗、缺少女人味。有哪个女人会愿意被评价为没有女人味的呢？因此，国字脸是我们美丽征途中的一个大敌。

❤ 常吃牛肉干也会变国字脸

Maggie身材很不错，但就是有一张令她耿耿于怀的国字脸。她听说我这里不用动刀就可以变美，就来看看我有什么办法可以把她的脸变小。

其实轻医美不是万能的，要不要动刀还要看每个人的具体情况。有些国字脸是骨骼型的，有些是咬肌肥大型的，还有相当一部分人是混合型的。如果是单纯骨骼宽大型的国字脸，能够变小脸的方法只有通过手术磨骨了。而更多的单纯咬肌肥大型及混合型的国字脸，是可以通过注射瘦脸针达到很好的改善效果的。

Maggie听到"磨骨"两个字脸都白了，这么"刺激"的美容方式显然不是人人消受得起。但有些幸运儿，不用花太多的钱，更不用承受磨骨的痛苦，只需十几分钟，就可以把线条硬朗的国字脸变成俏丽的小脸。Maggie是不是上天眷顾的那一种人呢？

测试方法很简单。我请Maggie把两手放在脸部接近耳下的部位，用力一咬牙根，感觉一下脸颊两侧突出的肌肉。如果凸出来的肌肉又硬又大，那就属于咬肌肥厚了。咬肌又叫咀嚼肌，是附在下颌骨表面的一块肌肉，过于发达肥大，就会造成国字脸。很幸运，Maggie的国字脸不是骨骼型的，而是由于咬肌肥大造成的，可以用注射肉毒毒素的方式来改善。

听Maggie说，她自己经常吃口香糖和牛肉干这类食物，难怪她会有国字脸的苦恼了。磨牙、习惯吃东西时使用单侧牙床咀嚼，经常吃槟榔、口香糖和坚果等，这些生活习惯都会造成咬肌过于肥大，形成后天性的国字脸。

❤ 对症下药瘦脸针

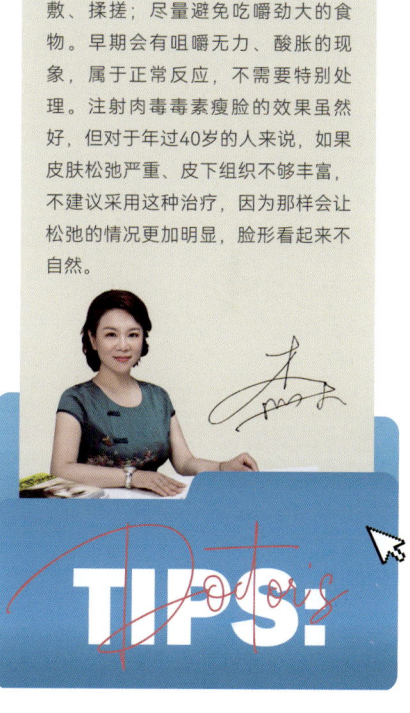

注射后一周内禁止做脸部按摩、热敷、揉搓；尽量避免吃嚼劲大的食物。早期会有咀嚼无力、酸胀的现象，属于正常反应，不需要特别处理。注射肉毒毒素瘦脸的效果虽然好，但对于年过40岁的人来说，如果皮肤松弛严重、皮下组织不够丰富，不建议采用这种治疗，因为那样会让松弛的情况更加明显，脸形看起来不自然。

注射肉毒毒素针可以改善咬肌肥大型的国字脸，它的作用原理和改善面部皱纹的一样。简单来说，就是利用肉毒毒素来麻痹肌肉，令它减少运动，使原本肥厚增生的肌肉缩小，国字脸自然就变成瓜子脸了。

Maggie想要的就是这种不动刀、不流血的美丽治疗，欣然同意接受肉毒毒素注射。做这个小治疗不需要麻醉，可以直接注射。我在她脸颊两侧的咬肌肥厚处选取几处，注射适量的肉毒毒素，整个过程只花了十多分钟时间。

通常在施打后2~4周，Maggie就会看到脸瘦下去。两三个月后瘦脸的效果达到顶峰。注射一次，效果能维持6个月左右。在咀嚼食物的过程中，咬肌会逐渐恢复。Maggie要想延缓咬肌恢复的速度，就要少吃硬、韧的食物。另外，许多医生在临床上发现，如果半年注射1次，连续做3次左右的治疗，会让瘦脸的效果更持久。

对于咬肌发达造成的国字脸，注射肉毒毒素是非常恰当的。同时如果还有婴儿肥或者面部轮廓松弛等问题，那就要配合Thermage®、冰点射频或者点阵激光进行治疗了。

❤ 嘴角上扬会有好人缘

当嘴角附近的肌肉作用力不平衡，下拉作用力大于向上的作用力时，嘴角就会出现下垂的状态。事实上，嘴角下垂的人为数不少。有些人因为嘴角老是下垂，给人一种自视甚高、不苟言笑的感觉，令人难以接近，容易影响人际关系。他们的脸上仿佛贴上了"严厉""苛刻"的标记，尤其没有笑容时，更是一副不怒自威的架势。因此，嘴角的上扬对我们整体的亲和力起到一个很关键的作用。

将适量的肉毒毒素注射在作用力往下拉的肌肉上，这个部分的肌肉得到放松，减少收缩，让嘴角自然上扬，便可改善下垂的问题。通常来讲，到了一定年龄咬肌萎缩以后会加重我们面部塌陷的感觉，也就是下垮的感觉。直观来看的话，嘴角会有一些下垂的感觉。所以通常打咬肌，我们是不会单独只打咬肌，会联合咬肌下颌缘一块打上。借助皮肤美容注射技术，让严厉的苦瓜脸变成平易近人的笑脸。

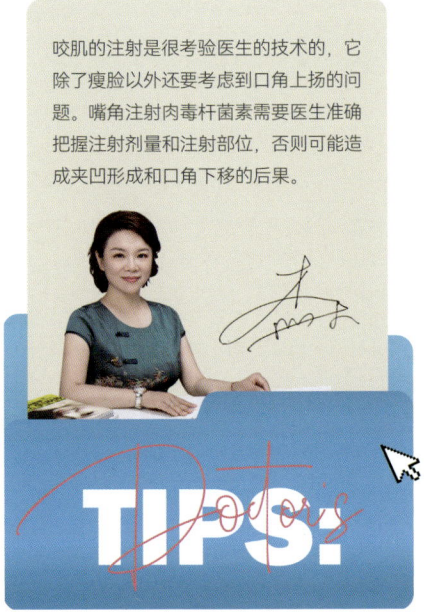

TIPS: 咬肌的注射是很考验医生的技术的，它除了瘦脸以外还要考虑到口角上扬的问题。嘴角注射肉毒杆菌素需要医生准确把握注射剂量和注射部位，否则可能造成夹凹形成和口角下移的后果。

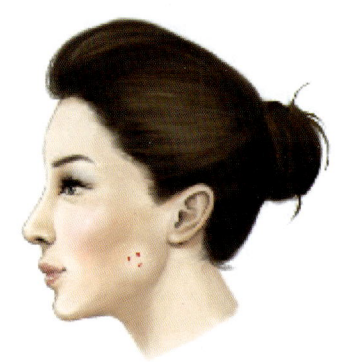

图5-8 注射瘦脸针前示意图

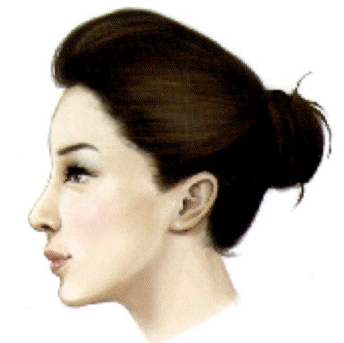

图5-9 注射瘦脸针后示意图

🡒 轻松摆脱萝卜腿，秀出好身材

适用范围：	萝卜腿	疗程建议：	半年到1年左右1次
治疗时间：	10～15分钟	恢复时间：	无
疼痛指数：	★★☆☆	维持时效：	约4～8个月
安全系数：	★★★☆☆	费用预估：	¥3000～6000

在炎热的夏季，超短裤下光洁、纤细的双腿不仅给酷热的空气带来丝丝凉爽，也使小美女显得身材修长，走起路来婀娜多姿，如同风中摇电的柳枝。可是，如果小腿处堆积着一团团结实的肌肉，这样的双腿还敢露出来吗？

❤ 萝卜腿使人少了优雅与灵气

大概所有爱美的女人都追求"S"形的身材，前凸后翘，散发出无穷的诱惑。但当你把眼光往下拉，看到的是一双与臀部在同一条垂直线上的萝卜腿，那是一件多么煞风景的事。长着萝卜腿的人，小腿部分由于肌肉发达而使腿部线条大打折扣，即使上半身的身材再苗条匀称，也会破坏整体的美感，显得人少了一种优雅与灵气。

许多小美女非常沮丧，不明白原先细长的小腿怎么就变成了又粗又圆的"萝卜"。萝卜腿的形成，除了遗传的因素外，还和日常生活的习惯有关。有些爱美的女性，看见式样新颖的鞋子，不管合脚不合脚，穿上再说。天长日久，腿部血液循环不良，造成静脉回流不畅，下半身脂肪累积，小腿就变成了粗圆的"萝卜"。那些夸张的厚底鞋或者5厘米以上的高跟儿鞋，都是形成萝卜腿的罪魁祸首。

说到运动，我们就会想起"健美"这个词。实际上，不正确的运动方式，却会使你的小腿肚上的脂肪和肌肉连接成团，那胀鼓鼓的样子一点儿也不美。有些人因为职业的关系，长时间保持不正确的站姿，也会形成萝卜腿。

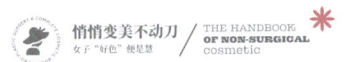

♥ 小腿曲线两周内就会起变化

萝卜腿不好看，这是大家公认的。尤其我们东方人的身材比较娇小，双腿的长度也比较短，如果有粗壮的萝卜腿问题，身体的重心与视觉的焦点就会跟着往下移，造成身材比例不匀称。萝卜腿通常分为肌肉型和脂肪型两种。脂肪型的萝卜腿肉乎乎、软绵绵的，大多出现在体形较肥胖者的身上，属于肥胖造成的身体脂肪过多现象，一般需要抽脂手术来治疗。这里说的肌肉型萝卜腿，肌肉结实有力。大部分人都对这种萝卜腿束手无策，因为越运动，它就越粗壮。

肉毒毒素可以轻松改善这个问题。注射肉毒毒素能使粗壮的小腿肌肉变小，达到修饰腿形的效果。

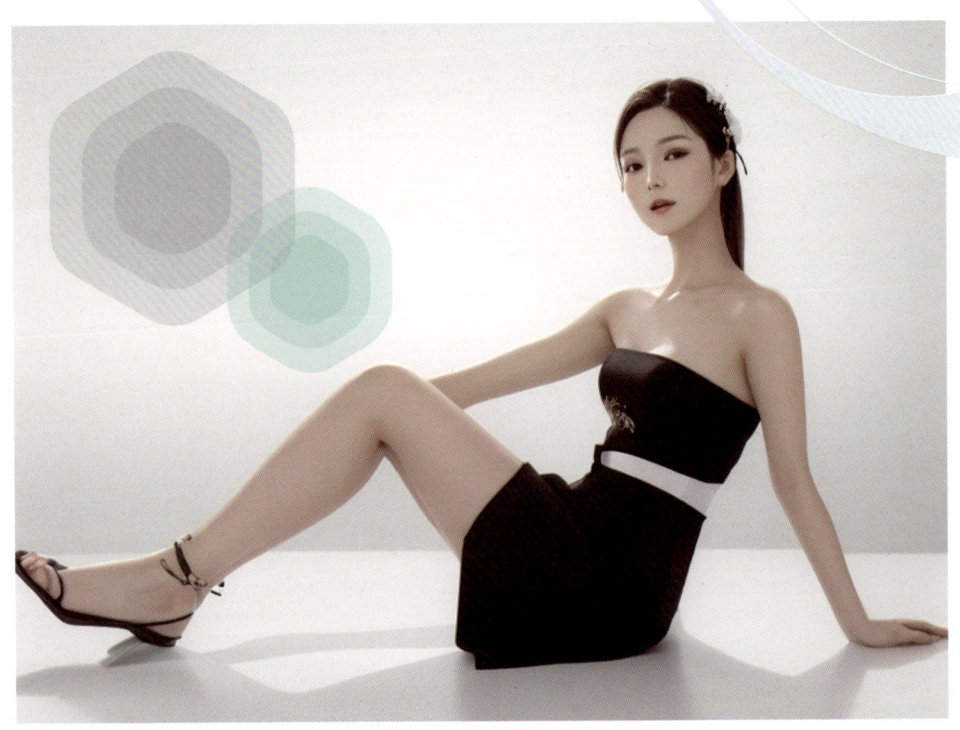

注射肉毒毒素瘦腿非常简单，每条小腿各注射五六针即可。术后3天就会开始感觉小腿比较没有力量，跑步时会有点儿力不从心，但不会影响行走，此外再没有其他的不适感。注射2周内，小腿曲线开始有变化，到1~2个月后就会达到更好的效果，并会大约维持4~8个月的时间。

用肉毒毒素除皱和瘦脸，已经被越来越多的人所接受。女明星们不再讳言自己那张光洁亮丽的脸接受过肉毒毒素注射，香港某著名女明星也坦承自己用肉毒毒素来瘦腿。这位女明星的小腿以前粗壮得像个大水瓶一样，与她娇小玲珑的身段显得格格不入。但是最近她出现在镜头前，一双粗壮的萝卜腿变得纤细修长，整个人看起来也亭亭玉立。

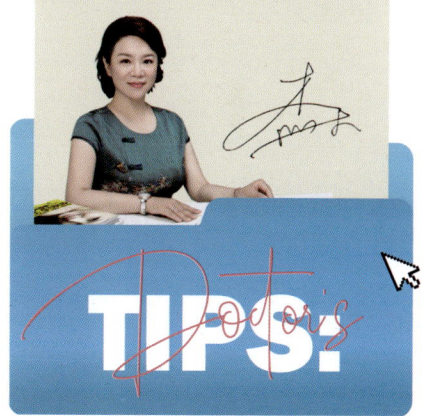

一般而言，利用肉毒毒素治疗萝卜腿约可减少腿围 2~5厘米，脂肪型的萝卜腿结合抽脂手术效果更好。不过，每个人的腿形和期望值不同，顾客和医生共同制定个性化方案，才能采取最合适的治疗方式，得到满意的治疗效果。

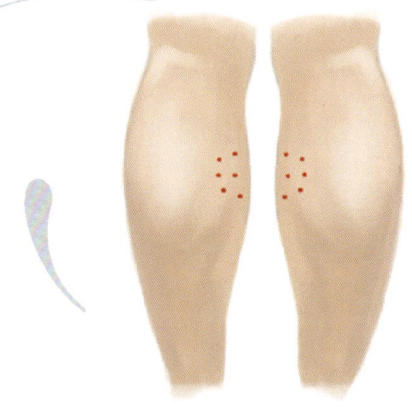

图5-10 小腿注射肉毒毒素示意图

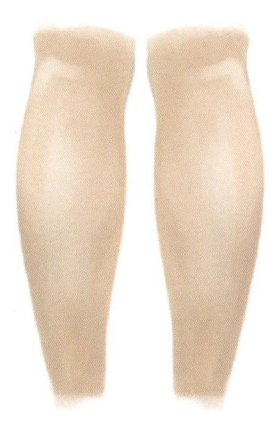

图 5-11 小腿注射后效果示意图

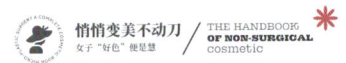

告别多汗症，重拾清爽

适用范围：局部多汗症	疗程建议：半年1次
治疗时间：15～30分钟	恢复时间：无
疼痛指数：★★☆☆☆	维持时效：约6～12个月
安全系数：★★★☆☆	费用预估：¥4000～6000

与朋友握手时，手掌汗流成河，大家尴尬不已；脱掉袜子时，一股汗水与细菌混合后的浓重"芬芳"悄然腾起，周围的人闻到避之唯恐不及；一举手，腋窝位置就呈现出一个半透明的"黑洞"，在众人面前出了个大糗……他们自己也会纳闷儿，其实并不热，就是不知道为什么老出汗，而且越是在紧要关头，汗出得越多。事实上，这种出汗是一种病理状态，医学上称之为"多汗症"。

❤ 多汗症出汗和季节没有明显的关系

由于手心、腋下、脚心或者面部出汗不止，有多汗症的人接触到的东西，杯子、键盘、手机等，都会被淋漓的汗水弄湿。他们羞于同他人握手，不愿当众演讲，不敢与恋人亲密，慢慢形成一种孤僻自卑的性格。多汗症不仅影响社交，还会使人在寒冷的秋冬季节罹患冻疮，甚至因此着凉而感冒、发烧。

出汗是正常的，但为什么会出这么多汗呢？我们的汗腺之所以能够分泌汗液，主要是受身体中的交感神经支配。而交感神经是不受意识支配的自主神经，当人受到温度上升或是情绪紧张等外界刺激因素时，交感神经就给皮肤上的温度感受器传达出汗的指令，使我们外周血管扩张，汗腺排汗。

如果交感神经亢进，就会造成汗腺过度分泌，身体大量排汗，出现多汗症了。这种出汗跟季节没有特别大的关系，即使在寒冷的冬天，也会出汗不止，手上、脚上甚至腋下两侧的衣服都是湿答答的。遇到精神紧张的时候，或者周围环境的温度一升高，出汗就更多了。多汗症常发于腋下、手掌及脚掌，称为局部多汗症。它不但造成生活不便，更易造成细菌感染而产生异味、色素沉淀等不良后果。

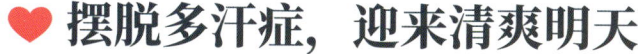

❤ 摆脱多汗症,迎来清爽明天

止汗针是多汗症患者的福音。不论是手脚多汗、腋下多汗或身体多汗症,注射止汗针,都可以使多汗的部位不再异常出汗。在国外,止汗针已广泛应用于多汗症的治疗上。止汗针是个复合针剂,肉毒毒素是主要成分之一。目前国内打止汗针治疗局部多汗症的医生并不多,所以知道这种治疗方法的患者也不多。

人体汗腺分泌是由乙酰胆碱作为传导介质的。通过注射止汗针,能达到在神经末端阻断乙酰胆碱的效果,从而抑制汗液分泌,达到止汗的效果。如在腋下注射止汗针,将扰乱皮肤细菌和阻断汗腺分泌,控制排汗的神经末梢,抑制产生排汗的化学物质释放,可以明显减少汗臭及多汗的程度。

依据多汗的严重程度及部位不同,注射一二十针,每次少量注射入真皮,施打后一周内会有明显的效果。手掌和腋下大约可维持6~12个月,而个别人腋下止汗效果大约维持18个月之久。止汗针注射后,手掌出汗的患者,少数可能会有暂时性手掌小肌肉无力的现象,不影响正常的工作、生活,一般一周内便会恢复正常。

虽然注射治疗对于部分人无法永久改善问题,但是对于害怕手术后遗症或者手术后仍有出汗问题的人,注射止汗针不失为安全、简单、有效的改善方式。因为多汗症而郁郁寡欢的你让纤细纤细的止汗针,助你摆脱多汗症,迎来清爽的明天吧!

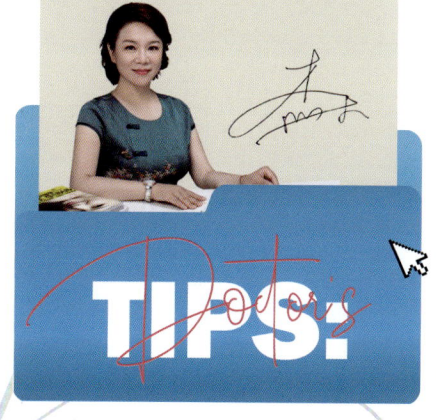

许多人把多汗症和腋臭混淆,两者在表现上有些类似,但发病原理和治疗方式都各不相同,也有可能出现多汗症合并腋臭的情况。腋臭是一桩比多汗还要更尴尬的事情,就非手术而言,黄金射频微针、微波、激光都是不错的选择。但是因为不同仪器的特点和优势不同,具体治疗方式还要因人而异。

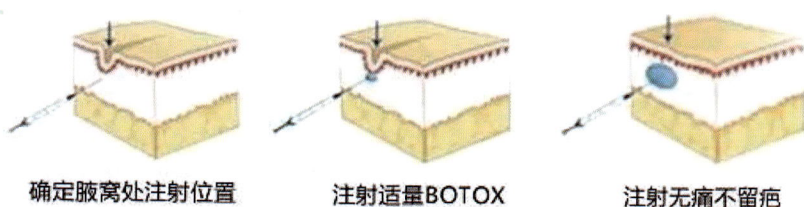

确定腋窝处注射位置　　注射适量BOTOX　　注射无痛不留疤

Chapter 06

IPL and fractional laser

Entering the era of laser beauty

光子嫩肤、点阵激光、飞梭激光
走进激光美容时代

- 点阵强脉冲光,做个白雪公主
- 抚平痘疤,点阵激光协同作战,黄金微针射频是新宠

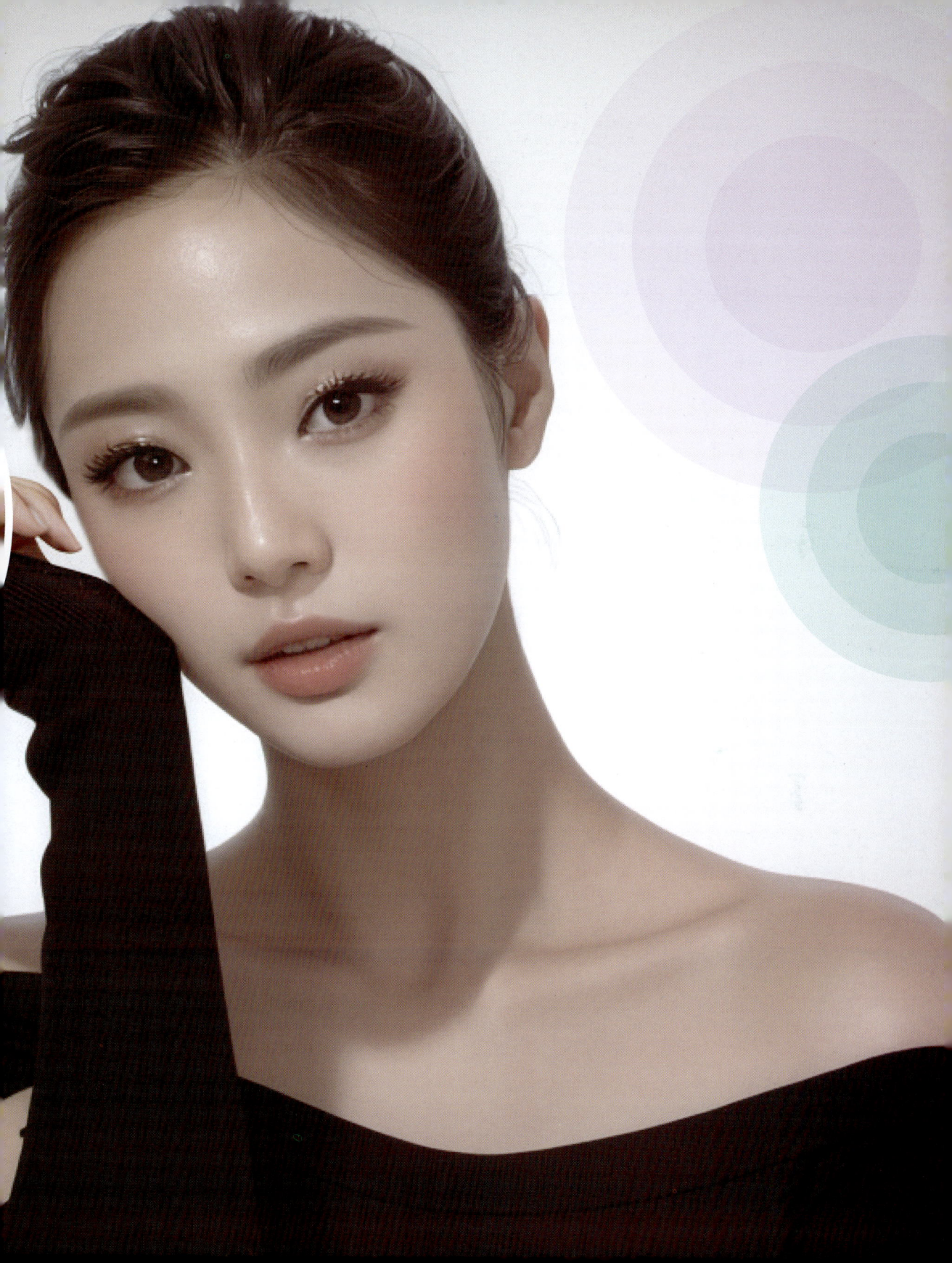

❤ 懒女人也可以享受美丽

世界上只有两种人：男人和女人。

人类经历性别洗牌后，又被重新分类：美人和丑人。

美容行业大放异彩的时候，世界就剩下两种人：美人和懒人。

但在医疗科技进步的今天，聪明的懒人也美得懒洋洋。只要有心，这个世界就只剩下了一种人：美人。

谈到懒惰，我想这无可厚非，没有人会愿意太勤快，去过分地折腾自己。爱美的人也有各种各样，并不是每个人都能不厌其烦地天天给自己深层清理、按摩、敷面膜的。我想，真正意义上的懒人，应该是那种连基础护理都不愿意动手的人。

能坐在我办公室的，都不会是懒人。不管选择做什么项目，对她们来说，能走到这里，就已经做到不厌其烦了。而且，她们还是聪明人，懂得令自己快捷方便又安全地"美"起来。

人重复地去光顾一个地点，不一定是有什么具体的事情，很多时候它是一种仪式、一种心理暗示。就像基督教徒定期去教堂，佛教徒初一或十五拜佛一样，定期来我这里的人，也是一种习惯。她们用这种方式不时地提醒自己，要善待自己、善待容颜，这样才不会被岁月侵蚀。

我们应该为科技喝彩。它不仅在改变世界，提供方便，将人类变成懒人，还让聪明的懒人也有机会变成美人。这不仅对女人是个福音，对保养皮肤向来都不太耐烦的男人们来说，更是一个新生活体验的开始。就这么轻而易举地从懒男人变成美男子，相信越来越多的男性会接受甚至喜欢医学美肤带来的便利。

从30岁左右开始，人体自身的新陈代谢能力逐渐下降，皮肤的弹性、色泽和细腻程度也随之出现衰退迹象；另外，长期的紫外线辐射等外部环境因素所造成的皮肤光老化也会在这个时期显现出来，并随着年龄的增大而越发明显。

现在最简便的方法，就是采用光子嫩肤来改善这个问题，一种让人懒洋洋地享受到美的科技，一扫而过，一气呵成，从此不用太烦琐的保养，懒人也可以享受美丽……

❤ 神奇而激动人心的美丽之光

对于美丽，人们从来没有满足过，总是得寸进尺地不停索要。科学家和医生们为了人们的美丽梦想不懈努力着，一次又一次，划时代的美容技术如长江后浪般滚滚而来，带来足以让人类自己都目瞪口呆的美。激光是人类科技的一个重大发明，被称为"最快的刀""最准的尺""最亮的光"。当这道奇异的光应用在美容领域，一样那么神奇、那么激动人心，成为"最美丽的光"。

每个人的身上都有或大或小的瑕疵，痘痘、痘疤、色斑、皱纹、妊娠纹，哪一个都是心头无法忍受的痛。对着镜中的缺陷，越看越心烦。每天涂涂抹抹，每周Facial按摩，日常的美容功课已经做足，终究不见大的起色。用太厚的粉底来掩盖，只会让化妆失去意义，怎样才能做一个素面朝天的本色美人呢？

自从激光应用于美容领域后，这些困扰便渐渐远离了我们。用激光来处理痘疤、色斑、皱纹，让美容不再烦琐、耗时，让效果变得可以期待。

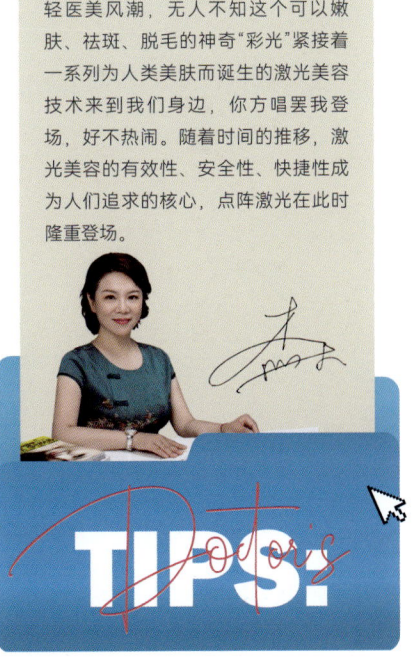

十几年前彩光嫩肤名噪一时，掀起了轻医美风潮，无人不知这个可以嫩肤、祛斑、脱毛的神奇"彩光"紧接着一系列为人类美肤而诞生的激光美容技术来到我们身边，你方唱罢我登场，好不热闹。随着时间的推移，激光美容的有效性、安全性、快捷性成为人们追求的核心，点阵激光在此时隆重登场。

可以说，激光美容开创了皮肤医学的新纪元，用途也越来越广泛。紧致肌肤、淡化细纹甚至美白牙齿、治疗毛细血管扩张，激光都可以为我们一一做到。不过，初期激光美容在技术上仍然略显粗糙，在效果上仍有不尽如人意的地方。最突出的缺点是，还是会形成小创伤，而为了避免创伤又不敢随意加大激光的能量，治疗的效果很勉强。

人类对美和健康的追求永不止步，"逼"得激光美容技术快速发展。在经历了两代激光美容技术之后，现在点阵激光横空出世，来到了我们的面前。作为继光子嫩肤、激光去斑后的一次创新，点阵激光势必会带领我们进入一个崭新的美容时代。

❤ 激光美容史

光电美肤是个宽泛的概念，包括强脉冲光、激光、射频和光动力等，它们的有效性、安全性、快捷性，成为人们疯狂追求激光美肤的动力，并因此使得激光美肤业以惊人的速度发展，它们的发展主要经历了三个时代。

第一代激光美肤：连续激光。以CO_2激光为代表——激光光束连续作用于皮肤组织，在治疗靶目标的同时，对正常组织有一定的损伤，对操作人员的技术水平要求较高。

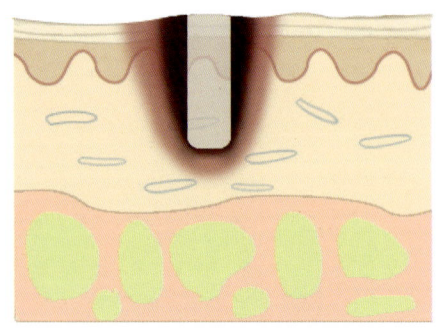

图6-1 传统激光的发射模式示意图

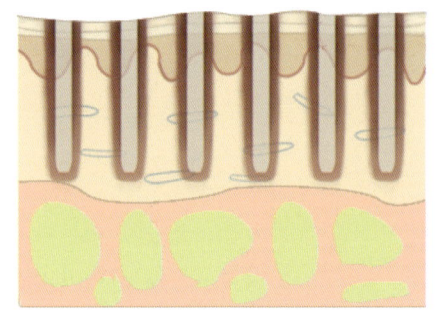

图6-2 点阵激光的发射模式示意图

第二代激光美肤：Q开关激光。在纳秒级的时间内选择性作用于靶组织，从而达到不损伤周围正常组织，破坏靶组织的目的。

第一、第二代可算是传统的激光美肤技术。传统的激光照射在皮肤上，呈现出一个非常小的光斑，这些小光斑聚集了极高的能量。皮肤在被激光作用的时候，会受到一定范围内的微小损伤。由于皮肤具有"自我修复机制"，所以被激光微创后的皮肤可自动完成更新过程。可是临床中遇到的一个问题就是：当个别患者治疗面积较大、治疗深度较深、所需求的治疗能量较大时，却不敢贸然地加大能量。

因为能量大了之后，皮肤的热损伤深度和热损伤面积都会加大，这样往往会超过皮肤自我愈合的极限，非常有可能会留下色素沉着或者疤痕。

那么，在加深皮肤的受热深度的同时，减少皮肤所承受的能量和受损面积，是不是就可以减少皮肤发生色素沉着的概率呢？为此，医生和科研人员做了大量的临床研究和实验，研发出了更为安全、高效的点阵激光。

第三代激光美肤：点阵激光，就是飞梭镭射，也叫打孔激光或分段激光，通过字面意义可以想象到其部分功能——将连续激光光束进行细微的分割，并在不同的时间和空间作用于皮肤组织，从而提高单位组织对激光能量的承受力，达到更好的临床效果。

❤ 点阵激光隆重登场，开创美容新纪元

点阵激光是一种全新的光学美容概念，它安装有图形发生器(Computer Pattern Generalor，简称CPG)，可将激光排列为多种图形，主要有三角形、正方形、长方形、菱形、圆形和线形，这些矩阵图形中均匀分散着几个到几百个焦斑，每一个焦斑的形成都是一次崭新的发射，以极快的速度施打在这个图形当中。

传统的激光是同一束光持续发出，点阵激光却是相当于在极短时间内发射一束

新的激光。如果把传统的激光看成是大钉，那么点阵激光就是细小的绣花针。在相同的能量情况下，大钉容易造成一块大面积的损伤，周围的皮肤难于建立有效的愈合连接，导致恢复期长；而小针却可以在同样的面积内，只制造多个必要的微小损伤，让周围正常组织建立起有效的"桥"链接，帮助损伤快速愈合。所以，点阵激光突破了传统激光在能量级别和作用深度上的瓶颈。

点阵激光以调整焦斑数量、焦斑密度、焦斑时间，让激光能量得到彻底解放，作用深度更深，疗效更好，同时副作用得到有效控制，安全性大大增强。它改变了激光的发射模式，开创了激光美肤的新纪元。总之，有了图形发生器（CPG），有经验的医生就可以根据治疗部位和病变组织面积形状，选择适合皮肤问题的激光束参数，让点阵激光想怎么治疗就怎么治疗，想治疗哪个点就治疗哪个点，而对周围皮肤的伤害降到最低点。在临床案例中，针对不同的肤质，点阵激光可与其他皮肤医学疗法相结合以达到更完美的疗效！

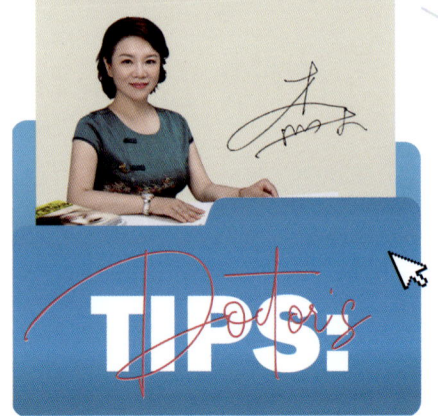

很多人会将像素激光、飞梭激光、点阵激光混淆，那么它们三个的关系是怎么样的呢？像素激光为"PixelLaser"的意译，Pixel是像素的意思。像素激光主要是在原本的非分段式的激光，加上一个光栅，使它的输出光束变小，损伤面积缩小，可增大激光能量，准确加深治疗深度。

点阵激光，也叫飞梭激光，飞梭是"Fractional"的音译，为"微小的、片段的"意思。点阵激光(飞梭激光)是一种分段式激光，可使激光光束在不同的空间和时间分段发射，因而可以进一步增大激光能量，从而使作用强度更加深入有效。另外，临床上根据术后皮肤反应特点，点阵激光又有剥脱性点阵和非剥脱性点阵之分。

➡ 点阵强脉冲光，做个白雪公主

适用范围：肌肤暗黄、粗糙	疗程建议：1~3次1个疗程
治疗时间：40~60分钟	恢复时间：3~7天
疼痛指数：★☆☆☆☆	维持时效：持久
安全系数：★★★★☆	费用预估：¥2000~10000（按治疗次数收费）

人们喜欢做梦，梦见自己一觉醒来，色斑、红血丝、皱纹都消失了，变成了床头海报上的画中人……这听起来像童话，是灰姑娘的故事。那有没有什么神奇的科技，能让人一觉醒来，变成了童话中的灰姑娘？有，它叫点阵强脉冲光。

❤ 光子嫩肤，后天也可拥有雪瓷肌

我年轻时最大的烦恼是皮肤黯黄粗糙，穿衣服特别挑颜色，很多喜欢的颜色穿起来总是又土又俗，对着别人白白净净的肌肤总是无比地羡慕。那时最大的愿望就是能够有朝一日，皮肤变得又白又嫩，光滑如玉，可是没有任何一种护肤品能实现我的愿望。

上个世纪末，光子嫩肤技术开始应用于皮肤美容治疗，没有天生丽质，后天也可拥有无瑕玉肌！我欣喜若狂地投入到皮肤光子这一领域的研究中去，义无反顾地辞职，来到当时激光美容技术发达的深圳。

从最开始的光子嫩肤、复合彩光嫩肤，发展到现在的点阵强脉冲光雪颜净肤，技术越来越先进，功能越来越强大，效果也越来越好。

点阵强脉冲光也叫点阵细胞光，它是一项源于韩国的技术，将传统脉冲光点阵化（严格来讲是像素化），使其作用后的效果能够突破传统脉冲光嫩肤的极限。效果更为优越，安全性更好，现已获得中国CFDA、美国FDA、韩国KFDA、欧盟CE等多重认证。

与传统的光子嫩肤技术相比，点阵强脉冲光具备更卓越的疗效和安全性。它采用

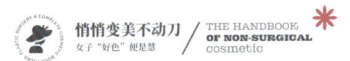

CLT(Cell Light Technology)独有专利技术，将光能分配成0.02cm*80的照射点，实现脉冲光的点阵模式（严格来讲是像素模式），大大降低皮肤副作用，在实现最大安全保护的前提下，提高治疗能量的同时降低对正常皮肤的损伤，达到更好的效果。

❤ 水疗+光保养，色素鸡尾酒管理方案

樾樾是一位商务策划师，她是我老同学的侄女，也是我从小到大看着长大的。她的皮肤和我年轻时很像：皮肤比较粗糙，肤色偏黄偏暗，而且深浅不一，没有光泽，毛孔也比较粗大；看上去比实际年龄显老，化了妆是女神，不化妆立刻变黄花菜。

我在郑州的分院开业后，她是第一个来找我做治疗的顾客："姑姑，终于把您盼来了，再不来我就准备去深圳了。"我看到她就像看到年轻时的自己，曾经我对自己的皮肤无能为力，现在我可以轻轻松松让它变得美丽。"你试试点阵强脉冲光子嫩肤吧，对于改善肤质、提亮肤色、收缩毛孔都挺有效的。"我建议。

"我听说过光子嫩肤，没听说过点阵强脉冲光子嫩肤，是点阵激光吗？"樾樾也做过一些功课，知道光子嫩肤和点阵激光。我详细地给她介绍了点阵强脉冲光子嫩肤。

曾经有人说过，我对美有一点强迫症，有处女座的倾向。或许是吧，在所有的技术设计中，我总是希望能尽善尽美。所以很多技术都是复合型的，是两种或多种仪器联合工作，以求达到更好的效果。

比如点阵强脉冲光子嫩肤系统，在我这里事实上包含超微净白仪和点阵强脉冲光两部分，是一个将水疗和光子美妙结合起来的综合嫩肤项目。

很多肌肤问题不是因为保养不善，更主要是清洁不到位。超微净白能够深层净洁肌肤，带走毛孔内或肌肤表层的老化细胞及污垢，达到净肤、嫩肤的作用效果。在这样的基础上，进行点阵强脉冲光子，就像是给肌肤喝了一杯超级养颜鸡尾酒，对于提

亮肤色、淡化色斑、收缩毛孔、细致肌肤、改善皱纹，都十分有效。樾樾听了之后很开心："做！做！做！阿弥陀佛，我要快点变美！"

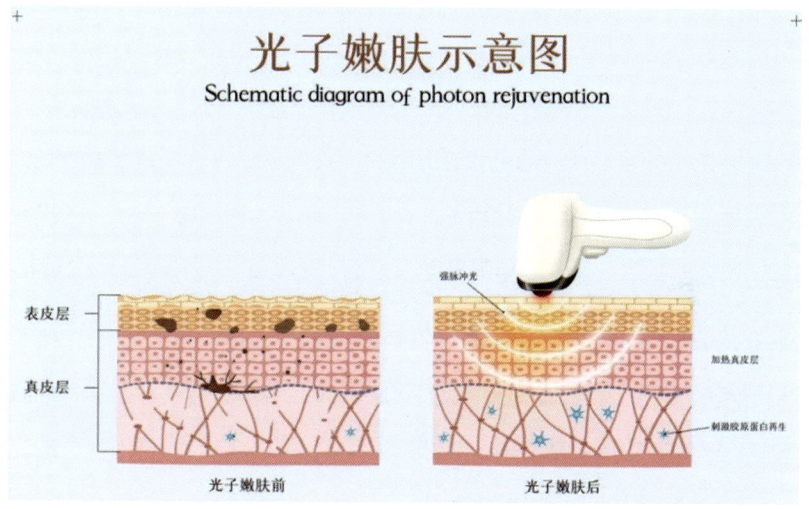

❤ 治疗人员的技术水平决定光子嫩肤效果

无论哪里的设备，对光子效果都不会起决定性作用，关键因素是治疗方案的制定和治疗人员的技术水平。也就是说，医生是否有能力根据你的皮肤问题，制定适合你的治疗参数和疗程方案，并且恰到好处地实施治疗。就像一台配置极高的单反相机，只要会按快门键，几岁的小朋友也可以拍出一张照片的，可是如果换成一位专业的摄影师，照片的艺术感和美感一定会大有不同。同理，光子嫩肤的效果和治疗人员的技术水平有着直接的关系。

护士先为樾樾的皮肤进行深层和舒缓清洁。超微净白的作用原理是采用水离子超微小气泡在毛孔内爆破的原理。设备通过超声产生极微小气泡，这些雾状的极细微小气泡经由该设备的输送系统输送至毛孔及肌肤，在接触肌肤及毛孔的瞬间会产生爆破。这些极细微小的气泡在爆破时，会产生巨大的能量，带走毛孔内或肌肤表层的老化细胞及污垢，达到净肤、嫩肤、抗炎、舒敏的效果。

我问樾樾感觉怎么样，她说："凉凉的，好像小时候夏天去河里潜水，又舒服又刺激！"做完超微净白后，护士又为她戴上防护镜，在她脸上涂抹凝胶一切准备就绪后，我用比较小的能量在下颌部位试了一下，听樾樾说不痛，便有次序地在她脸上轻柔地释放点阵强脉冲光。樾樾是第一次做光子，看上去还是有点紧张的，但直到治疗完毕，她也没有丝毫感到不适的地方。

做完点阵强脉冲光子之后，护士又为樾樾敷上玻尿酸保湿面膜。因为做完光子后，皮肤会比较干燥，需要大量补水，所以首要做好保湿。建议做完光子后的第一个星期，最好每天都要敷一次保湿面膜。等敷完面膜，全部治疗结束后，樾樾迫不及待地拿起镜子照了照，说："皮肤干净了好多啊，感觉变白了，毛孔也变小了，嘻嘻！就是这几块斑没去掉，还更明显了哇。"

我告诉她点阵强脉冲光并不是专业祛斑设备，它主要的功效是美白嫩肤。刚刚治疗完，色素会有一些浮出，看起来还会更明显些，两周后就会慢慢淡下来。通过5次1个疗程的治疗后，浅层色斑是可以明显改善的。

两个月后，樾樾才做了两次治疗，就兴高采烈地给我打电话："姑姑，我同事都说我皮肤变得好好啊！问我什么美白针效果这么好！"

"我年轻时皮肤和你一样，那时我每天心里总在琢磨怎样让皮肤变靓，如果那时有这样的技术就好了！"给樾樾通完电话，我还忍不住感叹。

樾樾说："姑姑，我如果到50多岁还有您现在这样的皮肤，我就心满意足了！"
我笑了："姑娘，路漫漫其修远兮，你需要修炼的还多着呢。

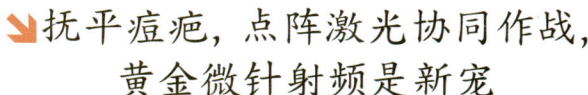

抚平痘疤，点阵激光协同作战，黄金微针射频是新宠

适用范围：痘坑、痘疤	疗程建议：6~8次
治疗时间：60分钟	恢复时间：3~7天
疼痛指数：★★☆☆☆	维持时效：永久
安全系数：★★★★☆	费用预估：¥2000~5000/次（按部位收费）

青春痘并不可怕，几乎每个人都会在青春期或多或少长过，基本上一两个星期会自动痊愈。但是，如果是炎症型痘痘或者长痘后得不到正确的处理，痊愈之后就会留下一大堆深浅不一、颜色或黑或红的痕迹，严重的甚至会有坑坑洼洼的疤痕，让人联想到橘子皮或者是月球表面的凹洞，这就是我们所说的"痘疤"。如果不治疗，痘疤将永久盘踞在你的脸上。说起痘疤的治疗，让我不禁想起Tom来。

❤ 被痘疤击败的帅气小伙子

才20出头的Tom，身材挺拔、衣着时髦，乍看起来是个很阳光的小伙子。他脸部轮廓也很俊俏，可惜脸上布满了坑坑洼洼、凹凸不平的痘疤。Tom是8月份过来的，当时还是个大热天，即使有空调将温度降下，但大部分人的心还是比较躁动的，谁也坐不安宁。只有Tom坐在那儿一直低着头，紧锁双眉，轻轻晃动着杯中的咖啡……

护士将他领到我的办公室，初次见面Tom就调侃自己的脸"长得像月球的表面"，接着抛出了三句话："你看我的痘疤怎么办？有得救吗？能治疗到什么程度？"他的话平静而无力，明显带着无助和消极的情绪。因为这张脸，心爱的前女友与他分手，Tom深受打击。一个"痘疤盟友"介绍他来我这里治疗，这时的Tom正处于最消沉的阶段，心中并没有抱多大的希望。

我仔细地检查了Tom面部的皮肤：痘痘已经完全消下去了，但除了下巴和额头上的皮肤疤痕稍微少些，两侧面部几乎都是萎缩性的疤痕，毛孔非常粗大。我给了Tom

一个好消息，这种皮肤如果通过点阵激光联合微针来治疗，效果应该是比较理想的。

❤ 点阵激光让痘疤远离

确诊了Tom的皮肤情况，又作了相关的测试，根据以往大量的治疗经验，我决定采用以精算3D点阵激光为主，结合10600nmCO_2点阵激光（皮肤重建激光）以及微针等多种手段综合治疗他的痘疤。其中，精算3D点阵激光能够自动开启皮肤的"创伤修复机制"，在治疗萎缩性痘疤的同时，又可以强效收缩毛孔，并且不会造成色沉或者新的疤痕。10600mmCO_2点阵激光可以进行一定程度的磨削，让皮肤重新恢复平滑。微针则通过机械性微孔及表皮修复精华，与激光协同作用达到修复疤痕的目的。

原本想详细跟Tom交流治疗方法，但他似乎对原理不大感兴趣，礼貌地点头却心不在焉。于是，我只简单地告诉Tom，设计了一个治疗方案，包括3次精算3D点阵激光、3次微针治疗，中间加1~2次的10600nmCO_2点阵激光，每2~3周治疗一次。

经过多次的治疗，情况果然如我预想中的一样，Tom脸上的痘疤消失得很快。随着皮肤变好，Tom心情也逐渐好转。我才发现，原来他并不是一个沉闷的人，开心时也很喜欢说话。第4次治疗后，Tom跟我讲了很多因为痘疤而苦恼的事。他说其实以前也有去做过痘疤的治疗，但是效果都不理想，甚至有一次居然没有做完疗程就放弃了。来到我这里，开始

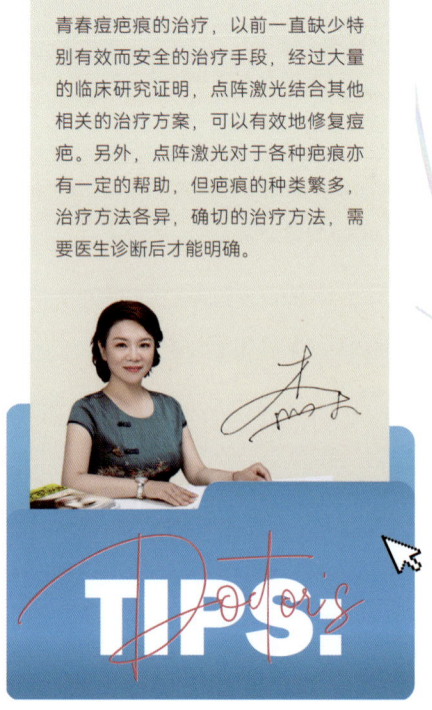

青春痘疤痕的治疗，以前一直缺少特别有效而安全的治疗手段，经过大量的临床研究证明，点阵激光结合其他相关的治疗方案，可以有效地修复痘疤。另外，点阵激光对于各种疤痕亦有一定的帮助，但疤痕的种类繁多，治疗方法各异，确切的治疗方法，需要医生诊断后才能明确。

对我的治疗也没什么信心，只是当时心情沮丧，"痘疤盟友"说什么就做什么，现在看来效果还真不错。

在最后一次治疗时，Tom脸上的痘疤已得到了很大的抚平。我告诉他，诊所有一台黄金微针射频设备，是治疗痘疤的新宠，能通过热量刺激胶原蛋白即刻收缩与创伤愈合机制促使胶原蛋白的新生与重组，能帮助淡化痘印，修复痘坑。如果疗程结束半年后，肌肤还有提升的空间，我们就再安排一次黄金射频的治疗，让肌肤尽量恢复到完美的状态。Tom听了我的建议很开心，春节时还专程送来一大束鲜花谢谢我，让我感动不已。

Chapter 07

Skin Disease Management
Say goodbye to pigmentation and acne

问题肌管理计划
告别色斑与痘痘

- 祛除色斑，不做"斑花"
- 拯救敏感色斑肌，内调外治全面呵护

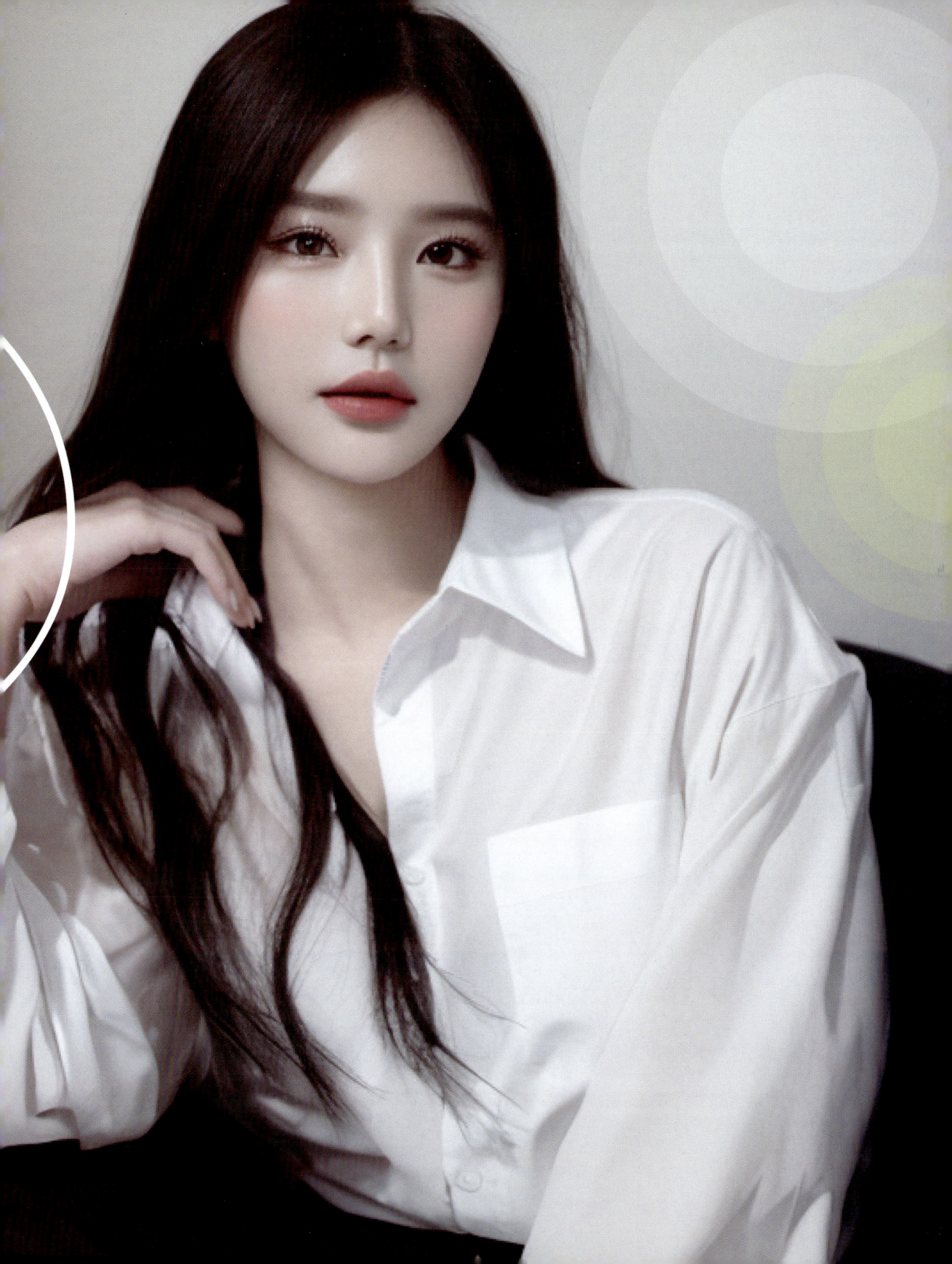

❤ 摆脱色斑阴影，无斑女人最好命

撒娇女人是否最好命，没有人能给个确切的说法，但无斑女人却一定比有斑女人要精彩。色斑，被称为女人美丽的杀手，绝不只是空穴来风。我们经常说，女人不求美得惊艳，但求如清水芙蓉般令人清爽舒心。没有人爱当"斑"长，也没有人喜欢做"斑"花。但色斑却完全无视于人们的厌弃，自顾自地疯长，雀斑、晒斑、黄褐斑、老年斑……几乎覆盖了女人的各个年龄阶段。

激光可谓是色斑终结者。但是有了激光就能包治百斑吗？当然不是的，激光祛斑引领了十几年的美容趋势，从微创到无创，虽然设备的进步有目共睹，但这显然不够。我始终坚持"多层次皮肤整合管理计划"，将激光治疗与术前检测、术后内调外治、中西医结合搭配起来组成整合性色素管理计划。即使是可一次性去除的雀斑，也同样拥有一套完善的肌肤管理方案。

整合性的色素管理计划管住了你的斑，也就管住了你的脸，让我们对色斑说一句："Never see you again"。

❤ 色素管理计划第一步：找对你的Doctor Right

雀斑、黑斑、老年斑、黄褐斑……不同的色斑，成因不同，斑源各异。一般人都不会清楚自己脸上的斑到底是什么斑，所以需要皮肤科医生面对面确诊，分斑而治，对症下药。

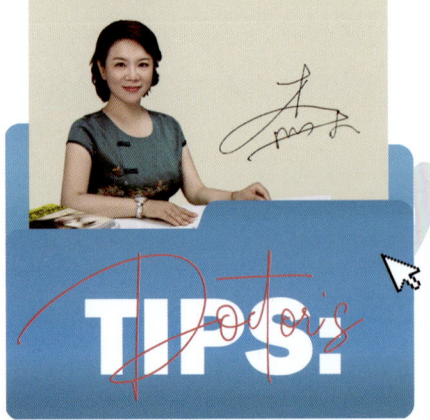

色斑的形成与饮食、保养、内分泌、外界环境有关，原因复杂；并且大多数色素存在皮下，改善难度大。我们不能只做表面功夫，而更应该深层治疗，很多传统的祛斑方法只是进行皮肤表层的剥离，能去一时的斑，不能管一辈子。内部调养没做好，斑点照样出现。想要彻底安全净斑，就需要专门针对不同色斑制定相应的治疗方案，深层作用，直击病灶，多重巩固，才能真正净斑。

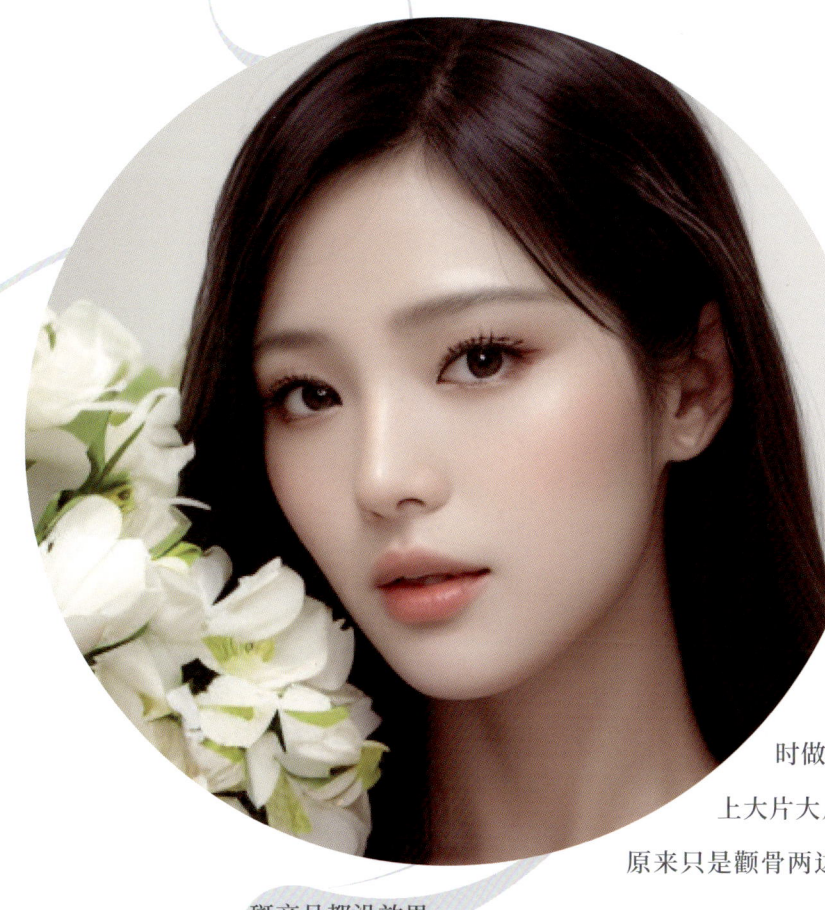

很多因为乱用祛斑产品而毁容的例子告诉我,大部分顾客不知道该如何祛斑,更不知道应该去找皮肤科医生祛斑;经常是看了一些祛斑产品的广告或者非专业人员的推介,就冲动并行动,把自己的脸当作实验品,结果悲剧随之而来。

曾经有个顾客黄女士,年轻时做过模特儿,身材特别好,就是脸上大片大片的黑斑,让人无法直视。她说原来只是颧骨两边有一些晒斑,自己买了好多祛斑产品都没效果。

从事皮肤美容30年了,像黄女士这样的顾客不胜枚举。其实,大多数原发性的色斑是可以得到有效治疗的。但黄女士没有意识到色斑是皮肤疾病,需要找专业的皮肤科医生进行诊断治疗,而道听途说地盲目使用祛斑产品,导致继发性色素问题,从而让治疗变得困难。

❤ 色素管理计划第二步:分清楚你是什么斑

色斑,是指和周围颜色不同的斑点,包括雀斑、黑变病、黄褐斑和老年斑等,属色素障碍性皮肤病。各种色斑可以单独存在,也可以相伴而生,非专业人士往往很难准确分辨。不同的色斑治疗的方法、方案都不一样,只有弄清楚是哪种斑,才能对症下药,"光"到斑除。

表7-1：常见的色斑

形态类型	产生原因	分布形态	生长部位
雀斑	与遗传有关	点状彼此孤立存在	脸颊、手部与肩部
黄褐斑	较为复杂，与内分泌、女性激素失调和化妆品使用不当等	淡褐色，呈片状、斑片大小不等，边界清晰，形状不规则	常见于面部，对称于两颊
褐青色痣	先天性	在面颊对称分布呈斑点状	双面颊，额部和鼻翼
黑变病	后天形成，与化妆品有关，长期使用彩妆或金属化妆品	黑色或蓝色大块斑状	常见于面部，大面积分布
老年斑	皮肤自然老化	呈斑点，斑块分布，平滑或高出肌肤	脸部或手部

要真正改善色斑，分斑分治是关键

分型 —— 是哪种的斑祸害了你的脸？

每个人的肤质不一样，皮肤的老化程度不同，色斑形成原因复杂多样，晒斑、雀斑、黄褐斑、老年斑等，每一种斑针对的治疗方式都不一样，找到罪魁祸首，才能成功祛斑。

分层 —— 怎样给斑点致命一击？

色素难祛根本原因在于，色素分布广泛，深浅不一，难以精准把握，只有专业经验丰富的皮肤科医生才能准确掌握。

分肤质 —— 如何斩断"斑"根？

祛斑该怎么防止反弹？只有一改过去单一仪器治疗模式，有针对性地定制个性化完善的肌肤管理方案，彻底祛斑同时，营造健康的肌肤环境，预防色素再生。

❤ 色素管理计划第三步：色素管理激光是核心

色素管理激光，采用创新"平帽"式激光发射技术，温和而有效地治疗，能达到高能量激光强势爆破色素的效果，可各层面作用于色斑部位，能量能更加均匀地穿透皮肤，将色素颗粒爆破。不同的色斑选择的激光模式、能量、波长会有所不同。治疗的效果和操作人员的经验直接相关。

❤ 色素管理计划第四步：综合管理是关键

皮肤是人体最大的器官，覆盖在人体的最外层，由表皮、真皮和皮下组织构成，与全身各器官、系统有着密切而广泛的联系，是反映身体健康状况的镜子。当内脏器官有了病变，会向皮肤发出信号。

我提出"多层次皮肤整合管理计划"的概念，是指对肌肤治疗呵护的过程中要有全局观，从宏观上关注到肌肤问题与身体、心理、精神层面的联系，微观上关注到表皮、真皮、皮下组织的不同变化，从而有的放矢地设计制定综合性美肤方案，实现肌肤全面系统的管理。这个思路几乎适用于所有的美肤计划制定，但对祛色斑的美眉们尤其适合。

在我们采用激光、药物等较强手段得到理想效果的同时，一定不要忘记日常养护；在改善表皮色斑的同时，不要忘记兼顾真皮色素的管理；在治疗色斑的同时，不要忘记考虑与身体内在问题的联系。

改善色斑，不做"斑花"

适用范围：老年斑，黄褐斑	疗程建议：多次
治疗时间：30分钟左右	恢复时间：7~10天
疼痛指数：★☆☆☆☆	维持时效：永久
安全系数：★★★★☆	费用预估：¥500~2000/次

女人的一生，有许多生命不能承受之轻。色斑，无疑是每一个爱美的女性都必欲除之而后快的"生命之轻"。它就像个小恶魔，倏忽而至却缠绵难去。从它在脸上出现的那一刻起，女人们便渴望能有一种神器，将这些可恶的斑斑点点一扫而光，让自己无斑一身轻，重现美丽光彩。

❤ 30岁的老年斑，无法承受的生命之轻

Ann是一位摄影记者，经常要风吹日晒，脸上的斑很明显。她来到我面前时，脸上的表情是很忧郁的："同事们都叫我"斑"花哦，连老公都这样叫我，今年春节我要第一次去老公家里过年，怎么办？"

Ann左右颧骨部位表皮层有黄褐色的斑，右眼外眼角的下方还有一块老年斑。在运用皮肤检测仪器为Ann检测时又发现：她的皮肤表皮层和真皮层交界处的基底层有片状的色素斑片。

"什么？老年斑？我才32岁，就有老年斑啦？这是我上大学时晒伤落下的印子啊？"Ann不能置信。

"并不是一定要到老年才会出现老年斑哦，皮肤过了25岁慢慢就开始衰老。有些人会较早出现光老化斑，这与日晒和遗传体质都有一定的联系。"

"那怎么办？能祛掉吗？"Ann一脸担心地问。

"老年斑还是比较好治的，黄褐斑相对要复杂些。"针对Ann的情况，我给她制定了适合她的个性化的多层次皮肤色素管理计划，先运用色素管理激光淡化表皮层色斑，然后再针对深层的色素进行强化治疗。

黄褐斑治疗的战线较长，Ann需要在完成基础治疗的三个月后，再进行巩固性的治疗。

我告诉Ann，祛斑，尤其是黄褐斑，真的是一个繁复的工程，需要顾客有充足的信心和意志力去面对和治疗。临床中，许多人前几次治疗都不会有太明显的效果，但只要坚持下去，就一定会达到预期的效果。

Ann表示理解地点头："李教授，你放心吧！这次我是一定要下'斑'了！"

一个疗程结束后，我再见到Ann的时候，她的色斑已经淡了很多，肌肤看起来也靓丽通透了不少。

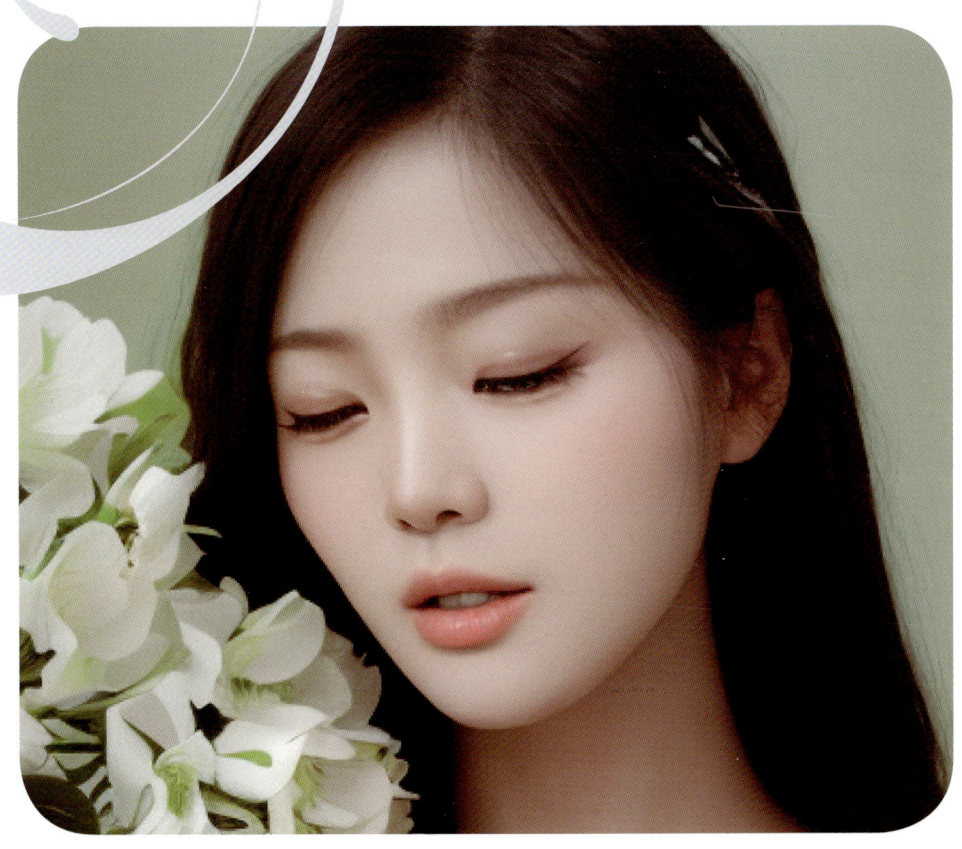

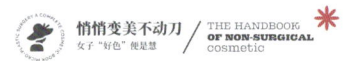

拯救敏感色斑肌，内调外治全面呵护

适用范围：色斑，肌肤敏感	疗程建议：10次1个疗程
治疗时间：30分钟左右	恢复时间：无
疼痛指数：★☆☆☆☆	维持时效：约半年以上
安全系数：★★★★☆	费用预估：¥500~2000/次

有些女生，本身是敏感体质，用了不恰当的护肤品，导致皮肤角质层越来越薄，经常发红发烫，有时还会过敏发痒，脸颊、眼周围也开始出现斑点。烦恼之余，却不知道问题根源在哪里，还继续找来各种护肤品祛斑，结果斑越来越多，皮肤也越来越差了。

♥ 皮肤敏感，需要内外兼治

乐乐是一个刚从学校毕业的应届生，凭借好成绩顺利进入了外资企业，成了一名高级白领。在外人看来，她有着光鲜亮丽的外貌和令人称羡的工作，朋友都说她是被幸运女神眷顾的人。但巨大的压力和高强度的工作让她严重缺乏睡眠，饮食也很不规律。仗着年轻，身体扛得住，但是皮肤却抗议了，脸上深深浅浅的色斑，仿佛宣告她肌肤已经不堪重负。

她不知道有什么办法可以改善，只有边用祛斑产品边加重日常妆容，想要遮盖色斑。但是，皮肤终于承受不住了。作为压死骆驼的最后一根稻草，她发现，自己又过敏了。经朋友的介绍，找到了我。

第一次见到乐乐时，她打扮得很时髦，穿着一件红色的连衣裙配高跟鞋。我们刚一坐下来，她就急迫地咨询肌肤的问题："李教授，我之前看过你的微信朋友圈，分析色斑的时候说有的色斑比较难治，有的比较容易治，得看是什么色斑。说的我这心啊起起落落的，我也弄不清楚自己的色斑是什么类型，难不难治疗。在微信上也跟你聊了几次，总觉得还是当面说比较清楚。你看我脸上的色斑很多，而且皮肤也越来越敏感，还有点痒痒的。你说这怎么办啊？"

我告诉她，有些色素问题会伴随着肌肤敏感现象，春季敏感症状往往会有所加重，甚至会出现过敏现象；针对她这种肌肤，一定要采用内调外治的方法，先改善肌肤敏感过敏现象，再治疗色斑。所以我给出的治疗方案是先口服抗过敏的药物，同时使用诊所特别调制的舒敏精华，等肌肤恢复正常以后，再上色素管理计划。

敏感色斑肌？别怕，这样治疗很简单，乐乐显然很心急，希望我可以给她直接上治疗，最好能一次把过敏和色斑都治疗好。我很能理解她现在的心情，几乎所有的顾客刚来的时候都是这种想法，希望我简单点，一口气能把她们的肌肤问题都给改善掉。但肌肤问题是最不能操之过急的，需要我们悉心呵护，循序渐进。我告诉她，由于她的皮肤已经出现过敏症状，治疗一定要一步一步来，急不得。最终，她同意了我的方案。

第一阶段，主要是她在家里使用特别调制的舒敏精华，服用一些抗过敏的药物，尽可能少化妆，减轻肌肤的负担；注意饮食和正常的作息时间，把肌肤调整到健康的状态。这个阶段乐乐完成得比较好，除了偶尔有项目的时候会加一两天班，其他都有严格遵守。

第二阶段，开始色素管理疗程，恢复肌肤的白皙洁净，并结合肌肤调理和色素控制方案，预防色斑再次反弹。

4个月后的一天，完成治疗的乐乐专程到诊所来看我，谢谢我解决了她的大问题。还告诉我，她现在就算工作再忙，也会好好呵护自己的肌肤，不会再像以前那样熬夜加班，不然就辜负了我这么费心地为她治疗。

有人说，医生的工作很枯燥，仿佛一成不变，整天就是接诊和治疗。殊不知，看着这些姑娘一天天变美，就是一件最欣慰的事情。

Chapter 08

Fiber bridging surgery
Saving stretch marks

纤维搭桥术
抢救妊娠纹

- 7S 纤维搭桥妊娠纹修复术：与自己邂逅

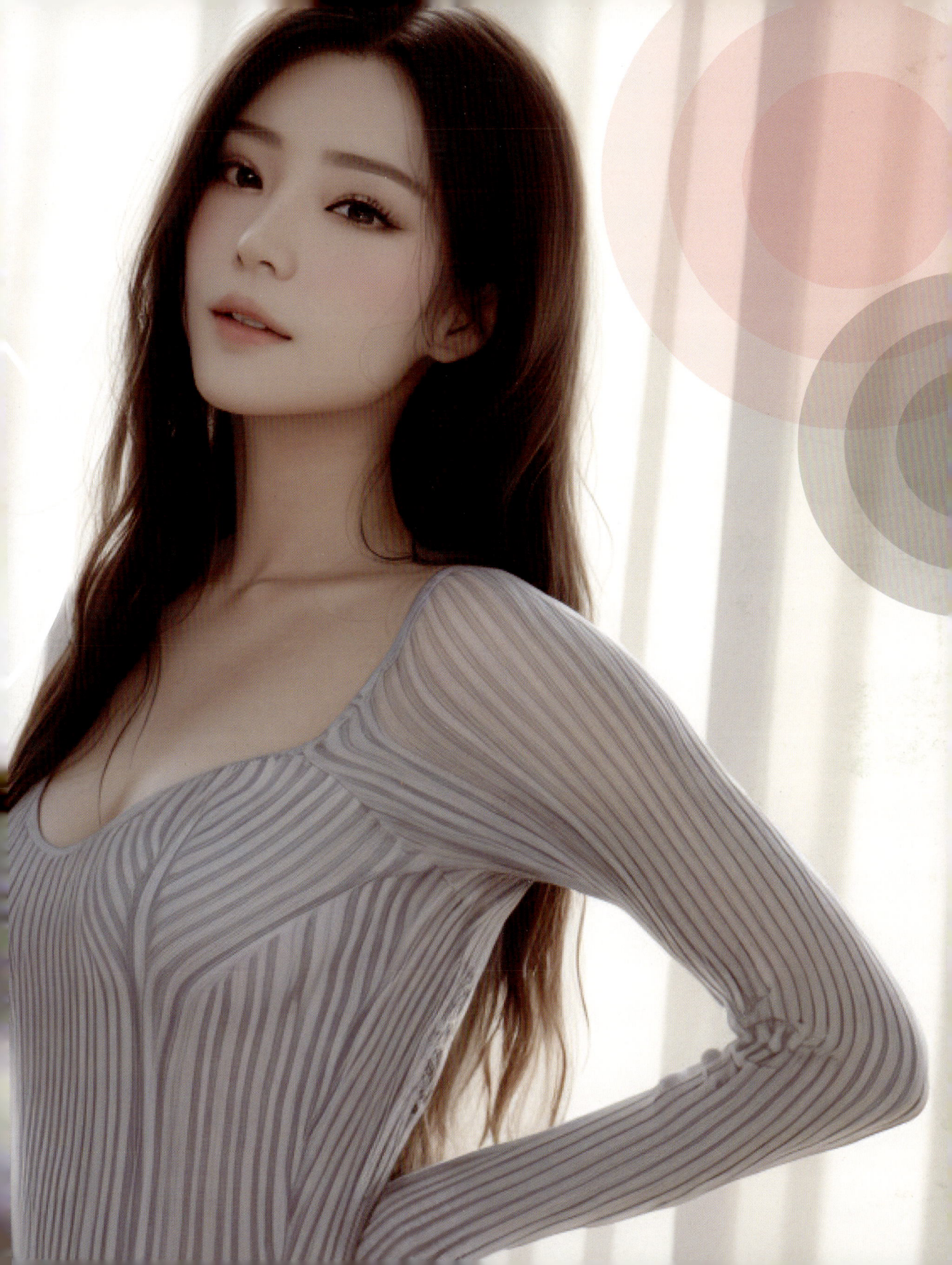

❤ 修复的不是妊娠纹，是对生活的热情

母亲是世上伟大的人，代表着无尽的爱和无私的奉献。她同时也是一个女人，无法抑制自己对美的渴望和追求。一旦有了妊娠纹，曾经平坦光滑的小腹就成了老树皮，让人实在难以接受。有人说，妊娠纹在肚子上，去海滩穿比基尼才会露出来，平常藏在衣服下，也没什么大不的。但是，她无法面对丈夫看着自己的眼神，更无法面对镜子里的自己。相关调查数据显示，有70%~80%左右的孕妇会产生妊娠纹，但产后能成功复原的人却很少。这就意味着大部分的妈妈除了面临初为人母的艰辛，还要适应肚子上一道道难看的烙印。试问哪个女人甘心成为美丽的绝缘体呢？我们无法因为妊娠纹而拒绝成为母亲，但我们可以凭借轻医美将妊娠纹的伤害降到最低，让自己成功从可爱女孩过渡成时尚辣妈。娱乐圈的明星们早就掀起了一股辣妈热潮，在这些光鲜亮丽的女明星们眼里，对于妊娠纹的纠结，还比不上今天用哪种颜色的口红更令人苦恼。

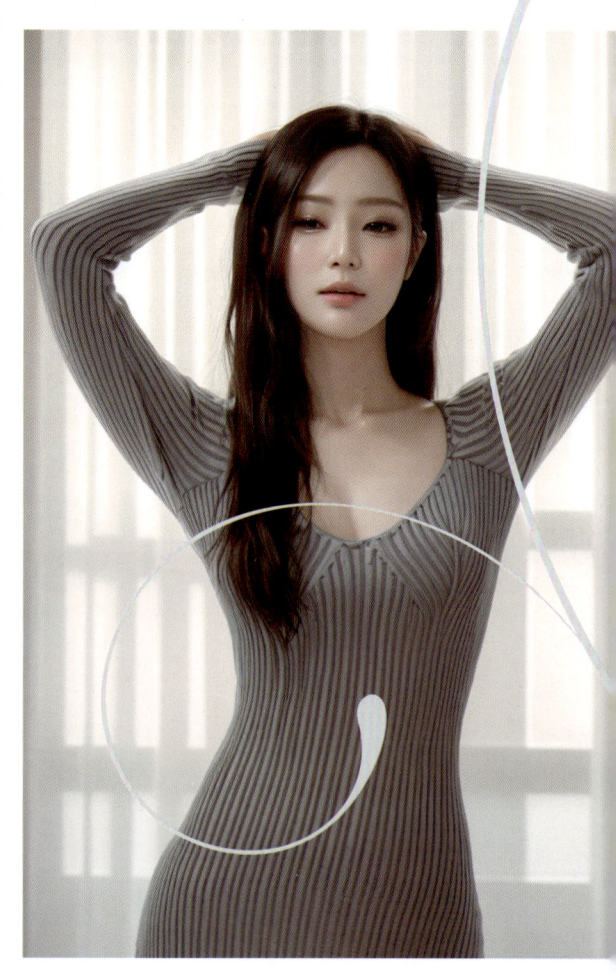

《绯闻女孩》里的Queen S产后1个月，便在纽约时装周上大秀S身材；短短10个月之后，她的海滩比基尼照片就PO遍了社交媒体，小腹依旧光滑紧致如少女；全球超模排名前三的米兰达·可儿，更是将产后复出放在维密秀上，惊艳了整个时尚圈。从来没有谁天生好命，可以不费吹灰之力获得不老的容颜和刀枪不入的肌肤。明星之所以能无视妊娠纹，是因为她们比我们更多接触轻医美，懂得用先进的高科技手段来美化肌肤，时刻将最好的一面展现出来。旧时王谢堂

前燕，早已飞入寻常百姓家，凭借高科技美容技术，我们每个人都有能力让自己越来越好。

我不愿看见鲜花般女人渐渐枯萎，更不愿看见精致的生活慢慢只有柴米油盐，我最不愿看见的是蒙在美丽上的灰尘。妊娠纹就是蒙在女人身体和心灵上的那层灰。"抢救"妊娠纹，抹去的不单单只是身体上的纹路，修复的不单单是光洁的皮肤，还有女人对美好生活的希望和热情。

❤ 医学美肤难点的新创举

治疗妊娠纹一直是个难点，人们对于妊娠纹修复热情不高，也是因为没有特别行之有效的治疗方法。大多数人就只知道用橄榄油、精油按摩、马油热敷等方法，但都收效甚微。甚至有的爱美者另辟蹊径，去找一些偏门药膏往自己肚皮上抹，不但没有改善妊娠纹，有的还引起肌肤过敏，长出各种皮疹。看到这些本想追求美丽却无奈承受伤害的人，多想帮她们一把。

就技术而言，市面上流行的点阵激光、微针、射频、微针射频等方法，疗效因人而异，但常常不尽如人意。

面对众多爱美女性渴求的目光，我无力抗拒。在做了大量的文献检索和研究后，遗憾地发现，对于发生率如此之高的肌肤问题，其基础临床研究却没有特别的精细和深入，病理描述各家没有质的区别。

针对妊娠纹现有的病理研究结果——从表皮到真皮的微观变化，我和团队成员联合现有的多种技术方法，研发出了7S纤维搭桥妊娠纹修复技术。

❤ 翻过妊娠纹的7座大山

其实，妊娠纹并不像表面上看到的那么简单，它涉及表皮萎缩的各层细胞、基底层细胞、真皮层断裂的胶原纤维、弹性纤维、网状纤维、闭合的微细血管、消失的毛

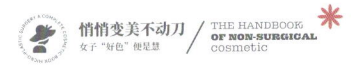

囊皮脂腺等7项皮肤病理变化。

7S纤维搭桥妊娠纹修复术，顾名思义，7S指的是形成妊娠纹病理基础的7个层面，"纤维搭桥"就是让妊娠纹断裂萎缩的纤维再生长，重回健康状态。这项技术是由专业的医疗技术人员运用独特的治疗手法和整合先进的再生技术，从7个层面对已形成妊娠纹的皮肤组织进行重建；同时，内服专门的中药配方汤剂，外用医用再生原液，对受损的肌肤细胞及各类胶原组织进行全方面激活与再生，让受损皮肤在视觉和触觉上有全面改善，达到修复妊娠纹的目的。

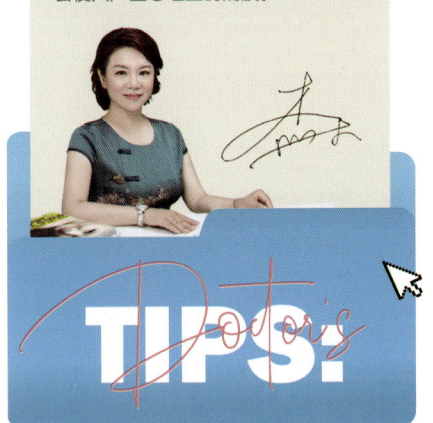

妊娠纹是由皮肤过度拉伸而造成真皮层胶原纤维、弹力纤维、网状纤维断裂以及表皮各层细胞萎缩的不规则纹理。常见的原因有体重迅速增加、妊娠、青春发育、长期使用类固醇激素等。其表现形式为皮肤上各种条纹状的疤痕，颜色呈现紫红色、浅褐色或者是银白色，摸上去有凹凸不平的触感，同时可能出现肌肤松垮、色素沉着等情况，不但影响肌肤的美观，还会使人产生心理上的隔膜。

❤ 治疗要及时，效果才会好

很多朋友都有惰性，就是喜欢拖，痘痘拖到大爆发才去看医生，色斑长满脸才想到治疗。但要注意，改善妊娠纹要越早越好。刚刚出现妊娠纹的时候，受损的皮肤组织结构尚未固定，微细血管网还未闭合，这时候进行7S纤维搭桥妊娠纹修复术，修复断裂的胶原纤维和弹性组织，更容易恢复到较好的状态。

❤ 同是妊娠纹，却不能一视同仁

不少的美人在面对皮肤问题时会有一个通病，那就是"懒"，总想用一种技术或者方法来改善多种问题。很多人希望妊娠纹问题也能用简单办法改善，但事实上，看上去都差不多的妊娠纹，其中却有很多细致的差别。世界上不会有两张完全一样的脸,也不会有两个人有完全一样的肌肤。妊娠纹分为纹理型、松弛型、色素型和多种类结合型,不同的类型治疗方法也都不同。不可能用一把万能"钥匙",解开所有的皮肤问题。

治疗前期,细化和确定你的妊娠纹类型,制定出适合你的治疗方案,找到改善你问题的那把"钥匙",至关重要。治疗时,你的任务就是要配合我,同时调整好情绪,轻轻地告诉自己,一定会变得和以前一样美丽。

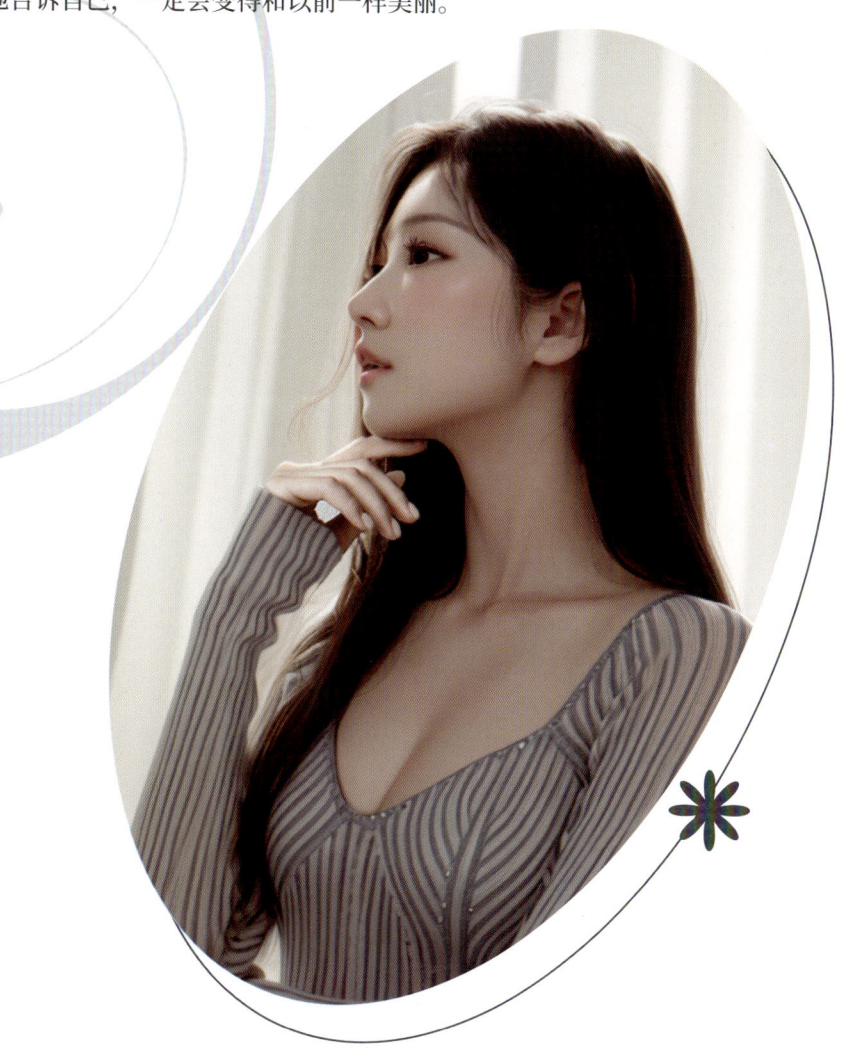

➡ 7S纤维搭桥妊娠纹修复术：与自己邂逅

适用范围：腹部有纹理、松弛、皮肤、褶皱、色素、触感凹陷	疗程建议：1~2次
治疗时间：3~5小时	恢复时间：1~6个月
疼痛指数：★★★☆☆	维持时效：永久
安全系数：★★★★☆	费用预估：按治疗面积收费

辛苦怀胎十月，终于盼来宝宝第一声啼哭！看着自己的骨肉，妈妈们是多久骄傲。孕育新生命的过程中，身体不但要提供大量养分，还要承担种种风险，付出各种代价。其中之一，就是妈妈们付出的美丽代价，身材走样，皮肤生斑长奸娠纹，甚至变得松弛下垂。有没有办法，能让妈妈们去掉怀孕的印记，重新焕发青春和美丽呢？答案是有!这就是7S纤维搭桥妊娠纹修复术。

❤ 妊娠纹是隐秘的伤痛

第一次见到琳琳是在朋友的饭局上，她面容姣好，画着精致的妆，看上去是一个注重生活品质的人。当她得知我是皮肤科医生时，显得很有兴趣，希望咨询一下她精致妆容下隐约可见的色斑和细纹。为了给她更精准的诊断和建议，我们约好三天后在诊所见。

三天后我如约见到了她，闲聊了一些家常及日常皮肤保养后，琳琳话锋一转，把话题扯到妊娠纹上了，她说，饭局上人多不好意思说，她其实更在意妊娠纹。她郁闷地说："我一直很注意保养皮肤和身材，每年花在化妆品和护理上的钱也不少。没想到怀孕生宝宝就把之前的功夫全部抹掉了，脸上生了很多斑不说，肚子还变得这么难看！"她说着，掀开上衣，露出腰腹部沟沟壑壑的妊娠纹。琳琳接着说："李教授，你一定要帮帮我。我老公可以不介意，我却接受不了这样的自己。"

❤ 全力配合，才能达到预定目标

琳琳的妊娠纹属于典型的纹理型+松弛型，松垮肚皮上，纹理如龟裂大地一般，如果不考虑她的年龄，只看腹部肤质的话，已经算得上是个老人家了。我跟她说，要治好妊娠纹，前提条件是她必须全力配合我，治疗一定要有耐心，半途而废可不能保证效果；而达不到预期的效果，我宁愿不做。她点点头，表示一定会全力配合我的治疗。我和她一起讨论治疗妊娠纹的方案，确定了预期的治疗效果，能够恢复到什么样的程度，最终拍定了方案。

第一阶段先改善妊娠纹部位凹凸不平的皮肤。利用7S纤维搭桥妊娠纹修复术，将损伤的各层肌肤进行激活和再生，配合专门的中药定期内调外用，从而达到改善凹凸不平纹理的目的；第二阶段再改善松弛问题，可以选择Thermage®或者4D艺术线雕，让腹部恢复以前的紧实状态。这样，双管齐下，改善妊娠纹的战斗才能见到胜利的曙光。

方案商定好之后，真正的治疗就要开始。躺在治疗床上的琳琳，看起来很紧张。我安慰她："你放心，已经用了麻药，不会很疼的。"站在旁边的护士贴心地说道："别害怕，要是疼你就抓紧我。"琳琳不好意思地笑了笑，慢慢地放松下来。正式开始治疗后，我屏息凝神，集中所有的注意力在琳琳腹部上的每一条纹路。不知不觉间，时间过去4个多小时，治疗才结束。我让护士带琳琳去休息室，她反倒劝我去休息，原来不知不觉我已汗湿衣襟。她满怀感激："你更辛苦啊，李院长。"每次面对美眉们的体谅和理解时，我心里由衷地感到欣慰。

术后的调理养护比治疗还重要诊所的治疗结束之后，改善妊娠纹的战斗还没有结束，更重要也是更难坚持的是琳琳日常生活中身体的内外调养。这次的主角不再是我，而是她自己，是她个人的意志力。为了使身体保持活力，气血充足，帮助肌肤加速修复，琳琳要每日固定散步，加强运动锻炼，促进新陈代谢和血液循环，同时还要遵守医生的嘱咐，按时内服和外用药物。

刚开始，治疗并没有太大效果，好在琳琳非常信任我，一直按照医嘱的术后护理方案调理。在我们共同的努力和坚持下，原本龟裂的妊娠纹渐渐平整，颜色淡化。6个月之后，改善妊娠纹的效果已经达到了预期的80%，我们双方都比较满意。

半年后复诊时,琳琳说:"李教授,帮我处理一下脸上的色斑吧。"我会意,和她相视一笑,美人们对美丽的追求还真是永无止境啊。

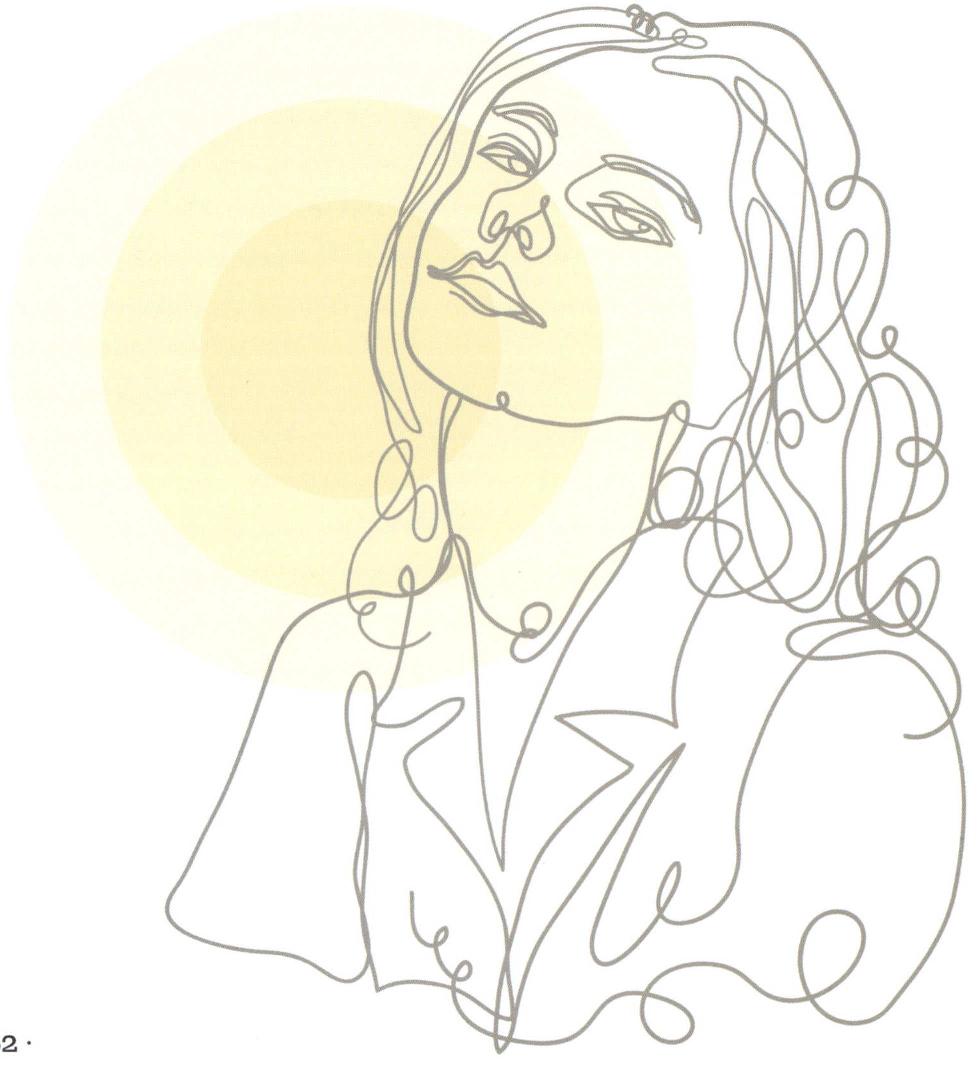

Chapter 08 纤维搭桥术抢救妊娠纹

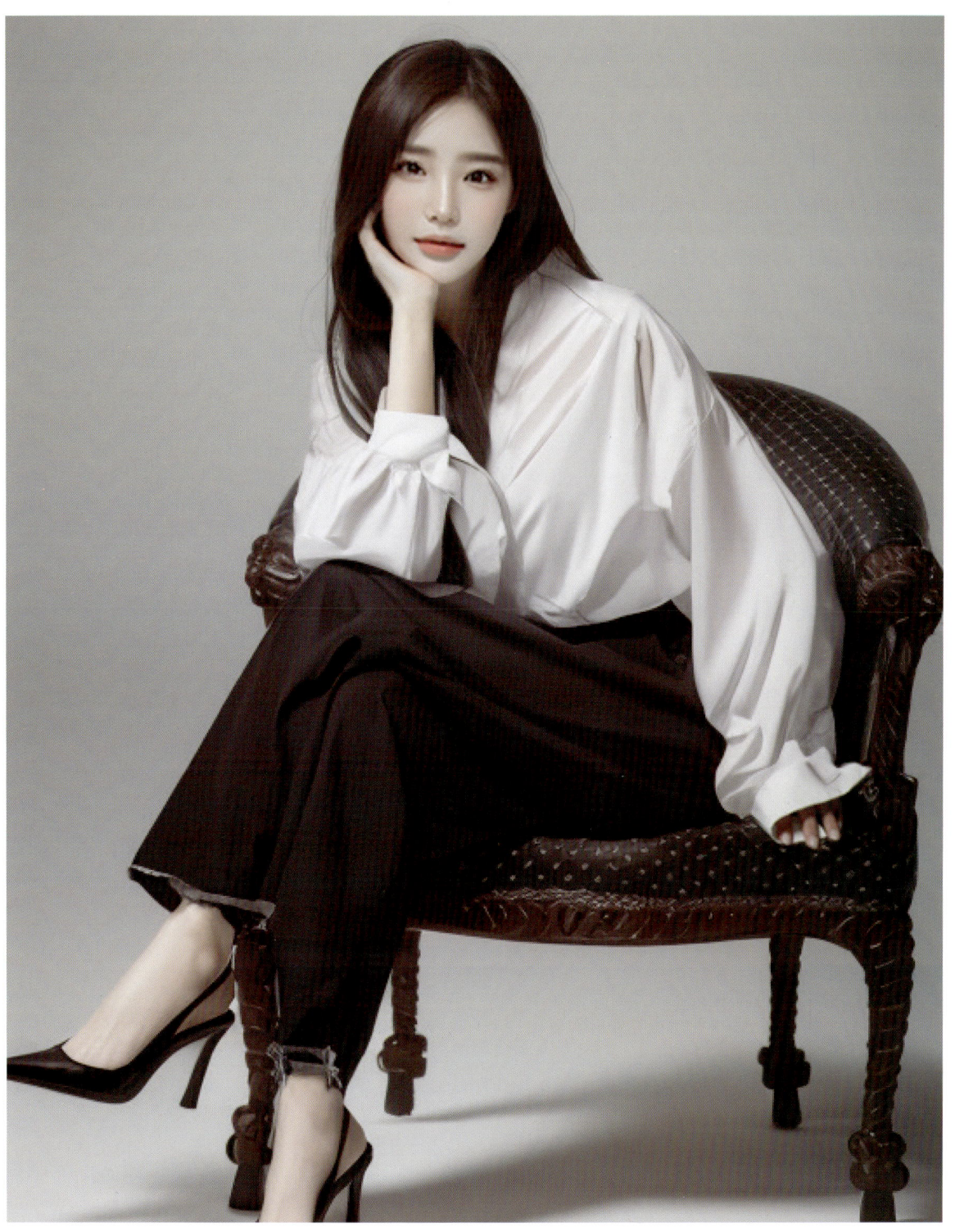

Chapter 09

Total solution

My beauty file

整合性疗法
我的美丽档案

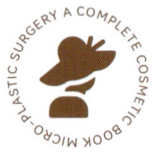

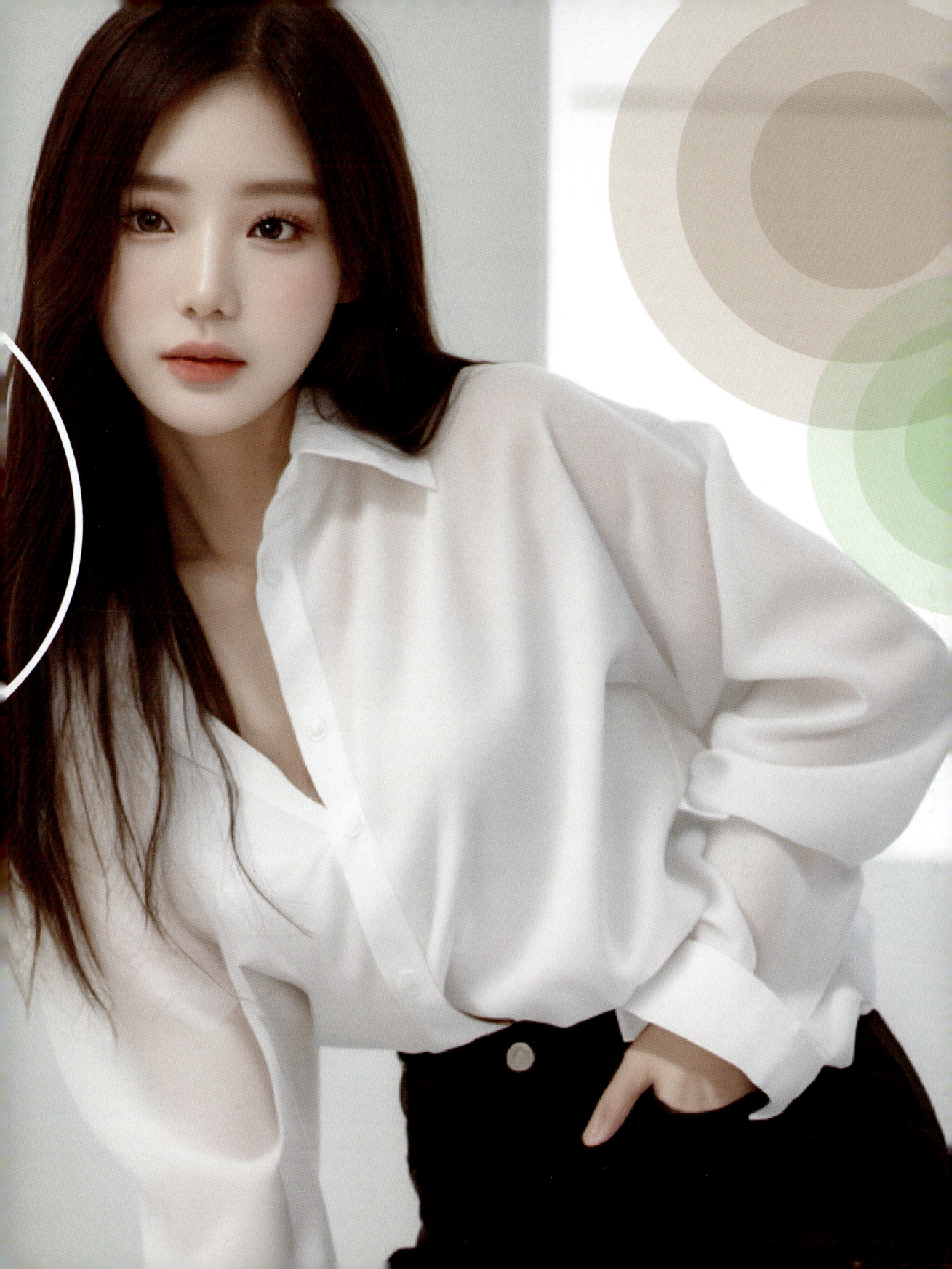

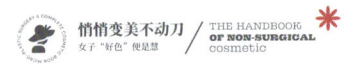

❤ 呵护美丽，也要因人而异

美是独特的，是无法取代的。大体来说，东方人的美有以下几种类型：一种是古典美，清秀淡雅，举手投足显现出东方女性的贤良温顺，一派古典仕女的灵气；一种是气质美，志趣高雅，内涵丰富，全身透着一种书卷之气；还有一种是性感美，体态匀称，健康阳光，身材凹凸有致，充满了诱人的魅力。

无论拥有哪一种类型的美，都是上天赐予的福气。可是，当你过分贪婪，妄想把所有的美集于一身，却会成为一场灾难。

有人曾尝试着把世界上脸部最美的部位，如西施的瓜子脸形、梦露的性感下巴、蒙娜丽莎的神秘嘴唇、貂蝉的挺翘鼻子、潘安的摄人电眼……组合在一起，企图拼成一张绝世美人图。结果拼出来的图让所有的人都跌破了眼镜，那是一张不伦不类、怪异无比的脸，与"美"毫不沾边。

许多人拿着明星的照片，请整形医生把自己的嘴唇整成这个明星的，鼻子改成那个明星的，正是犯了这种错误。其实明星们并不是每个部位都无可挑剔的，只是因为这个部位长在他们的脸上，与其他部位相和谐，所以才显得生机盎然、美丽迷人。

美是独一无二的，同时又是整体的，每个部位彼此互相作用。许多人都有这样的误解，以为哪里有问题就处理哪里，如想紧实眼睛周边，就只处理眼睛部位。其实，美是"牵一发而动全身"的。提拉眼睛部位的皮肤，可以通过紧致额头达到；改善下巴的线条，可以通过提拉脸颊来达到。不要忘记，灰姑娘变成公主的时候，脚下穿的水晶鞋是一双，不是一只。

在临床治疗中，我也发现，许多顾客的问题，通常不是用单一治疗就可达到最佳效果的。因此，我提出了"多层次皮肤整合管理计划"。对表面看起来是单一症状的皮肤问题采用整合性疗法治疗后，治疗满意度更高。

顾客看自己的问题大多数时候是不全面的,但是医生不能不专业。作为皮肤专科医生,我有义务帮这些灰姑娘认识到自己独特的美,并穿上另外一只水晶鞋。

本章内容节取自于一些现实的故事,以第一人称表述,让读者能在其中了解到治疗时出现的各种情况,包括皮肤缺陷的诊断、恢复期现象和术后的照顾等,从而正确地认识自己的美,并选择合适的治疗方式,对治疗有切合实际的期望。

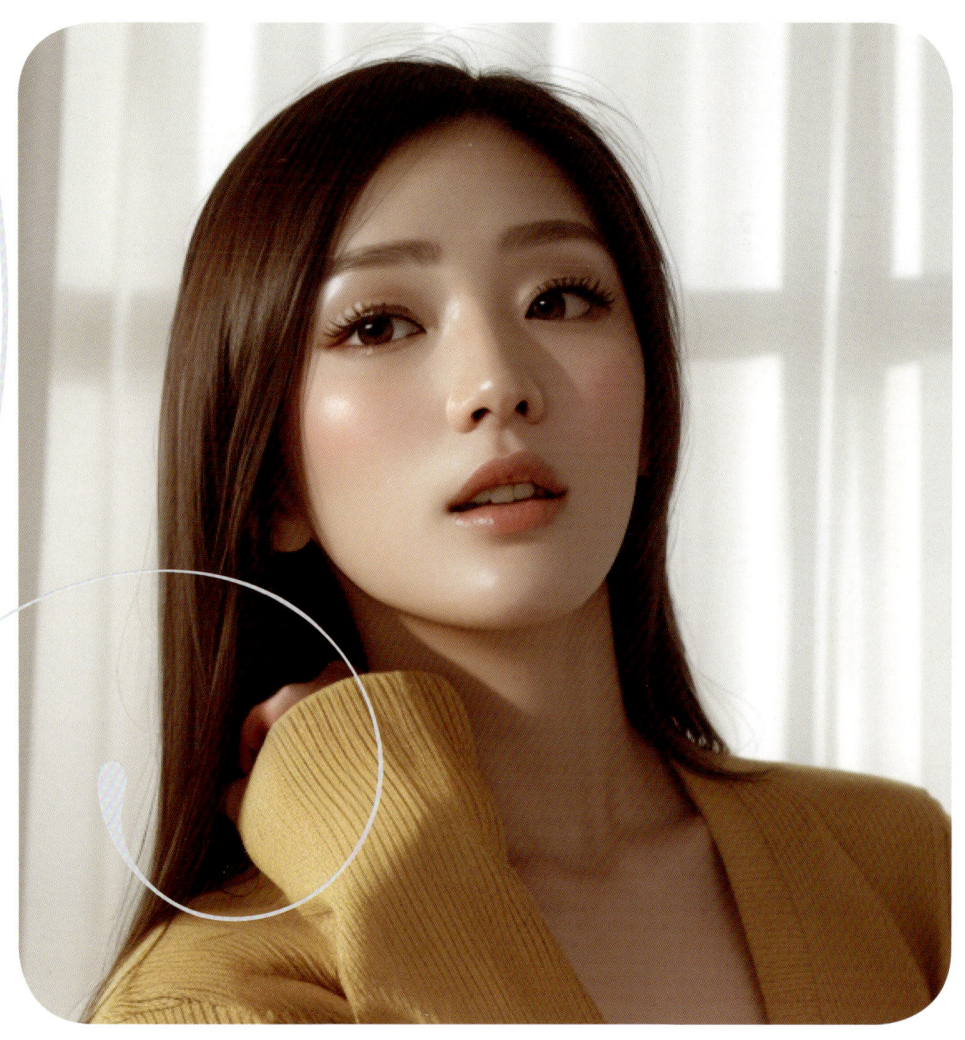

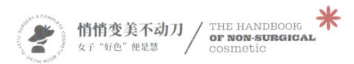

01 一号档案

渐变小脸美人

自述人	林欣
年龄	28岁
职业	会计师
主要问题	国字脸、驼峰鼻
美丽目标	小而精巧的脸形、直挺的美形鼻
治疗项目	肉毒毒素注射+4D艺术线雕美鼻+Thermage®治疗
术后恢复期	4D艺术线雕恢复期7~10天；注射项目偶尔个别部位会发生青紫的反应，7天左右即可消退；Thermage®术后3天有轻微肿胀，但是不影响社交
见效时间	4D艺术线雕可立即见效；肉毒毒素注射约2~4周后效果明显；Thermage®治疗当天即可感觉皮肤紧实，约2~6个月后效果达到峰值

　　我和表姐算是家族里最不幸的两个女孩子了。表姐的脸大，从小就有"银盆脸"封号。我的脸虽然不是特别大，可腮后那两块鼓鼓的肉团，使整张脸显得刚性十足，并且鼻梁还有些弯曲。

　　亲戚们常拿我和表姐开玩笑，说古时有福气的女人都是"面似银盆"的。我和表姐可不想要这样的福气，哪个女孩子会喜欢自己有张大大的国字脸，这样人看起来很不精巧。何况现在流行的是小巴掌脸，又不是什么银盆。可是，许多朋友都说，瘦脸最有效的方法是动手术改脸形。想到要动刀子，我们犹豫了很久，最终还是放弃了。

有一天，表姐约我逛街聊天。一见面，我觉得她好像变了，具体说不出来，只是感觉脸清秀了，变得漂亮了，整个人容光焕发。我冲她眨眨眼："是不是恋爱了？老实交代！"

"恋爱？"表姐一脸迷茫。

"人家讲恋爱中的女人是最漂亮的。我觉得你比上个月见面时漂亮多了，发展那么快呀？"

"没有了。"表姐竟然扭捏起来，这还真是少见呢，在我面前她还会不好意思啊！

"到底是哪个帅哥让你变漂亮的？"我乘胜追击。

"我真的没有恋爱啦！"看表姐无辜的神情，不像是在骗我。

"那是怎样变漂亮的呢？"我不依不饶地追问。

拗不过我的追问，表姐终于告诉我是接受了轻医美。听她说，完全不用动刀子，真是神奇！

第二天，我迫不及待拉着表姐找到李教授，见面就强调："我不要开刀喔！我来找你，就是为了不开刀。"

李教授微笑着说："我这里是不需要开刀的。"

我指着自己的脸，有点怀疑地说："我要改变我的脸形和鼻子，还有小眼睛，你确定不用动一刀？"

李教授很肯定地回答我："真的不用动刀。"

哇，我那时就像吃了开心果一样，打打针就可以变美，好像很不可思议耶。我还没有高兴完，李教授就出了道难题：注射瘦脸的疗效持续时间只有六个月，并且只能是瘦咬肌部位。6个月！时间也太短了吧？而且我的脸似乎不仅是咬肌大的问题，其他部位的轮廓也不够清晰，只打瘦脸针，能不能得到我想要的效果呢？

李教授知道我的顾虑后，说："如果想要长久的效果，可以每隔半年接受一次治疗，连续3次左右，疗效持续的时间会越来越长的。另外，除了做肉毒毒素的治疗外，另一个很受欢迎的瘦脸方式是做Thermage®，它通过紧实提拉皮肤，能让脸庞进一步变小。这个方法收效的时间会长一些，而且效果是全面部的。两个治疗搭配起来做，会让你的整个脸部轮廓变得更清晰，而不仅是缩小咬肌。"

听了李教授的耐心解释，我心里的疑虑一点点地消失了。哦，差点忘了，还有鼻子的问题。我对鼻子要求倒不是很高，鼻梁正中的鼻骨稍微突起了一点，现在只想让鼻梁在一条直线上。李教授建议用4D艺术线雕来改善。

经过仔细交流过后，我决定同时接受肉毒毒素及Thermage®的治疗，因为肉毒毒素见效快，而Thermage®能紧致脸颊的皮肤，起到瘦脸的作用。鼻子问题用4D艺术线雕改善。

测量完了，助手先在我的鼻部和咬肌附近敷上了一些麻药。消毒以后，李教授让我闭上眼睛。我感觉有个东西扎入了鼻子，但不觉得疼，只是有些害怕。这是我第一次做微整形，哪能不紧张啊？治疗过程中，李教授和她助手

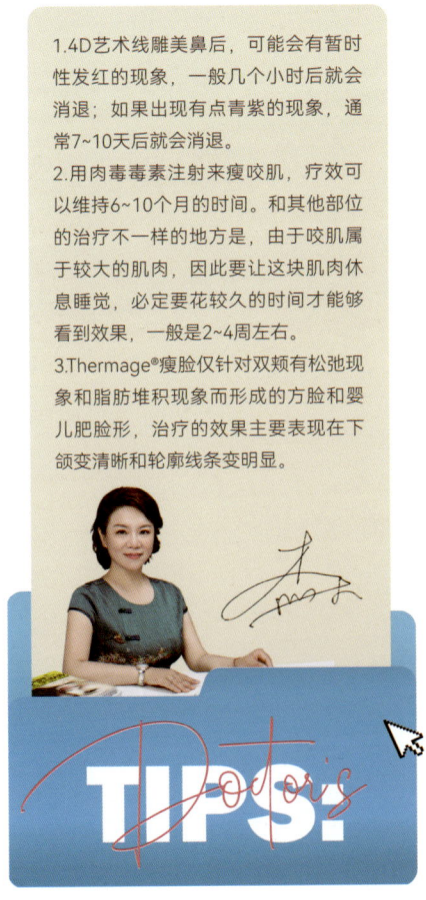

1. 4D艺术线雕美鼻后，可能会有暂时性发红的现象，一般几个小时后就会消退；如果出现有点青紫的现象，通常7~10天后就会消退。
2. 用肉毒毒素注射来瘦咬肌，疗效可以维持6~10个月的时间。和其他部位的治疗不一样的地方是，由于咬肌属于较大的肌肉，因此要让这块肌肉休息睡觉，必定要花较久的时间才能够看到效果，一般是2~4周左右。
3. Thermage®瘦脸仅针对双颊有松弛现象和脂肪堆积现象而形成的方脸和婴儿肥脸形，治疗的效果主要表现在下颌变清晰和轮廓线条变明显。

不断询问我的感受。我心里像揣了只兔子似的，又死撑着跟她们说没事。才约摸10分钟的时间，我怎么感觉像是过了10个小时那么久。

4D艺术线雕美鼻做完后，护士拿镜子给我照。哈哈，鼻子变直了啊，这实在是太赞了！效果自然，就跟自己的鼻子一样。刚才的担惊受怕值得了。

但是我仍然忐忑不安，最关心的改脸形治疗马上就要开始了。李教授说，肉毒毒素搭配Thermage®治疗国字脸，得分两次来做：第一次先用肉毒毒素注射瘦小脸；第二次治疗定在两周后，再进行Thermage®治疗。第一次治疗在当天就进行。

李教授知道我怕痛，让我休息5分钟就开始做局部的肉毒毒素素注射。这个治疗过程更快，花了不到10分钟。完成后，我看看镜子，除了注射部位有些轻微红肿外，没有其他的变化。李教授说，这个效果约2~4周后才见到。

想起表姐漂亮的样子，我没理由不从灰姑娘变成公主的，所以一点儿也不愁。我高高兴兴出门去了，李教授在背后提醒我：两个星期后要回来，还有一次治疗。这个自然忘不了，这是我这个月，或者说是这辈子的大事呢！

开始几天吃东西，果然像李教授说的那样，脸颊肌肉有点酸酸的，咬硬物使不出劲来。不过大约在一两个星期后，这个小烦恼就完全消失了。

漫长的两周好不容易过去了，我照照镜子，两侧的咬肌真的变小了，脸部线条看起来柔和多了。那天一大早就接到客服的电话，提醒我过去接受第二次诊疗。

助手依旧给我做了脸部清理，接着就在我的脸上打上许多格子，看上去像张渔网罩在脸上。她向我解释，这是为了医生治疗时更准确地施打，避免热量在一个部位聚集，以降低副作用。

治疗仍然是李教授给我做的，治疗的过程并没有想象中那么痛苦，只是有些热，有一点点刺痛。觉得热量好像从皮肤里面不断地渗出来，这时脸颊肯定是红红的。

在治疗过程中已经可以感受到皮肤在慢慢地收紧，做完后拿起镜子一看，果然脸部有明显的紧致效果。

李教授很有信心地告诉我，现在才是第一阶段的效果，过了2～6个月，效果会更明显。

两个月后，可爱的客服再次来电提醒我复诊。看到自己原来的照片，我几乎不敢相信自己的眼睛，那时线条刚硬的方形脸，现在变得圆润小巧，眼睛也变大了，整个人看上去清丽秀气。

李教授说半年后，Thermage®的效果会更明显，那时候脸会变得更小、更紧实。我"嗯嗯"地只是点头，心里乐开了花，以后再也不会有人说我有"银盆"的福气了！

有一天，有位男同事来我办公桌借资料，我一抬头，他竟然愣了一下。我问他怎么了，同事狐疑地看着我说："你好像变漂亮了，是不是交男朋友了？"我偷乐了一上午。嘿嘿，我就不说是怎么回事！

02 二号档案
● 职场新鲜人的崭新人生 ●

自述人	豆豆
年龄	22岁
职业	外企职员
主要问题	雀斑，色痣
美丽目标	肌肤光洁无瑕
治疗项目	超皮秒激光+CO_2激光
术后恢复期	1~3天
见效时间	2~3个月

刚刚大学毕业，就将面临人生的一次重大挑战——找工作。无数的过来人跟我强调姣好的外貌对求职有多重要，它是职场新鲜人不可或缺的"敲门砖"。可我脸上的小雀斑，会不会让我吃闭门羹呢？

第一次来皮肤诊所，我觉得太尴尬了，妈妈却和李教授一见如故，跟李教授唠叨着："我这孩子从初中就开始长斑，人越来越大，斑也越来越明显……"

如我妈所说，我的雀斑是12岁左右出现的，起初只是鼻梁上有几颗痣一样的小斑点，年纪越来越大，斑点数量也越来越多，分布得像王菲最出名的"晒伤妆"。每年夏天，雀斑的颜色还会加深，十年过去了，它们的规模已经达到了前所未有的"宏大"。

在确诊是雀斑后，李教授开始向我们介绍治疗方法。她说雀斑这种表皮的浅层斑一般是使用色素管理激光治疗，一次性搞定。但我妈却有异议，她底气十足地说："我看过一本医学杂志上介绍说C6祛斑最专业，不是你刚刚说的那个。"

李院长向我们解释说："豆豆妈，我刚刚所说的色素管理激光，是绝大多数皮肤色素问题的克星。您所说的C6也是色素治疗激光的一种，只是设备生产商起的名字不一样，希望通过个性化的名字使它更容易被记住。"我妈这才放下心来。

我妈和我都是急性子，当下就决定开始治疗。麻药敷好后，我妈不得不止步于门外，这时，治疗室里就剩下李院长、护士和我，治疗中我的眼睛是被遮盖起来的，眼前黑漆漆一片。李院长不断跟我"汇报"进展，让我对激光的走向有思想准备，护士姐姐在一旁握着我的手，感觉没那么害怕了。

治疗完后一开门，我妈就已经出现在门口，拿着雀斑治疗的术后须知一条一条地跟护士确认。

回家后的第二天，雀斑的黑点一个个"浮出"了表皮，变成小小的痂壳。大概在第五天开始陆续脱落，我对着镜子看了又看，这几处皮肤跟周围并无差异，雀斑像变魔术一样被带走了。

半个月过去了，皮肤变得透亮、白皙的我又发现了新问题——痣。这些痣十分显眼，怎能让它们破坏我的祛斑成果？有了经验的我自作主张就去找李教授了。她建议选择超脉冲二氧化碳激光祛痣，不要选择用药水腐蚀的方法，因为激光的准确性更强，效果更好，安全性也更有保障。我听从了李教授的建议。

现在，我已经找到一家外企公司的工作，"敲门砖"是不是那么重要，我不敢妄下结论，但拥有美丽的肌肤对每个女孩子来说肯定都会加分的。

03 三号档案

魔法变脸，童颜紧肤

自述人	李约
年龄	30岁
职业	自由职业者
主要问题	脸部痘痘、痘印、疤痕、肤色粗黄、多油
美丽目标	恢复一张平滑、白皙的脸
治疗项目	黄金微针射频+胶原蛋白直补+剥离+水氧
术后恢复期	1~3天的恢复期
见效时间	治疗后1个月左右可以看到改善

在镜子里仔细看看我的脸：五官端正，比例协调，看着挺帅气的。基本上，我爸妈算是没有亏待我这张脸，就是自己不争气，年轻的时候疯长痘痘，一长一大片。我还手痒痒，有事没事去挤一挤，结果就在脸颊上留下坑坑洼洼的疤痕。

在16岁以后的岁月里，我和脸上的痘痘整整战斗了12年，天天为这些痘印疤痕烦恼不已。我买了很多疤痕灵、去疤液，始终不见效果。更糟的是，可能因为经常熬夜上网，所以经常面如菜色、灰暗无光，而且满脸冒油。

我很想找一家机构去改善问题，但是面对眼花缭乱的广告宣传却无所适从。经过朋友推荐，我找到了李教授，发现她很独特，一个长满痘痘的女顾客要去做嫩肤，李教授硬是说服对方去做痘痘。我当时看见就非常钦佩她的医德，要知道，治痘痘的价格比嫩肤的价格便宜许多倍！

了解了李教授的为人，我才大胆地问她，脸上的疤痕能不能治疗。李教授仔细看了看，说："这个是可以治疗的。"我问她是不是用一些美容沙龙说的那种美雕——那个工程惊人的美容项目。

李教授说："不是所谓的美雕。你这样的皮肤情况，我会选用几种方法结合做：黄金微针射频+胶原蛋白直补+剥离+水氧。李教授告诉我，做完黄金微针射频后，面部会有点红的，这个时候，皮肤的通道打开了，再进行个III型胶原蛋白的补充既可以促进术后修复，也可以起到刺激我的胶原再次生长的作用。

多年饱受痘痘的困扰，我也算久病成良医，她讲述的治疗原理都能听明白。没有那么多故弄玄虚的高科技，小小的操作就可以改善多年的苦恼，我心动了。考虑了一下，我决定在30岁前，改善痘痘这个大麻烦。

那年春节回来后，我就找到了李教授做治疗。护士洗干净我的脸。李教授看了看，说："你现在还有一些痘痘，黄金微针射频前，先用水氧进一步清洁，这样会有利于痘痘的消退。"我第一次听说水氧，出于对李教授的信任，就点点头，答应了。

眼睛被护士用棉纱轻轻盖上，接着就感觉到压强很大的水喷在脸上。感觉清凉，完全不痛，甚至还有点小舒服。我好奇地问李教授这水氧有什么作用。她解释说："水氧是将医用氧气和营养液或者药物充分结合，把氧气和治疗药物直接送到皮肤，杀死那些厌氧痤疮杆菌，防治痘痘并深层清洁肌肤。"

做完水氧一周后，我的痘痘消下去了不少基本上只剩痘印痘坑了。回到诊所护士先给我洗完脸，然后涂抹麻药后。李教授就开始按计划给我做黄金微针射频。以前我一直以为只有到了皱纹满面的时候，才需要做射频类的治疗，没想到原来年轻人也适用。

李教授一边帮我治疗，一遍在不停的与我沟通，问我是否可以承受，她说黄金微针射频仪器经过不断地更新迭代，基本上是没什么痛感了。确实，在治疗的过程中我只是一些地方微微有点感觉而已，完全可以承受的。黄金微针结束后，李教授紧接着开始进行胶原蛋白直补项目。做完后，护士给我敷了面膜，凉凉的，很是舒服，我趁机睡了一觉。

结束治疗离开时，护士叮嘱我：3天内不能碰到水，不能洗脸；1个月后，可以看到明显的改善。同时交代我不要经常熬夜，否则疗效是会打折扣的。

我照办不误，几个月后，我去复诊。从照片上看到自己以前的模样，真是太神奇了，现在皮肤的凹洞明显变浅，有些甚至几乎不见痕迹。皮肤的亮度也好转了，比以前白了一些。我真的非常感谢李教授，她重新给了我自信。

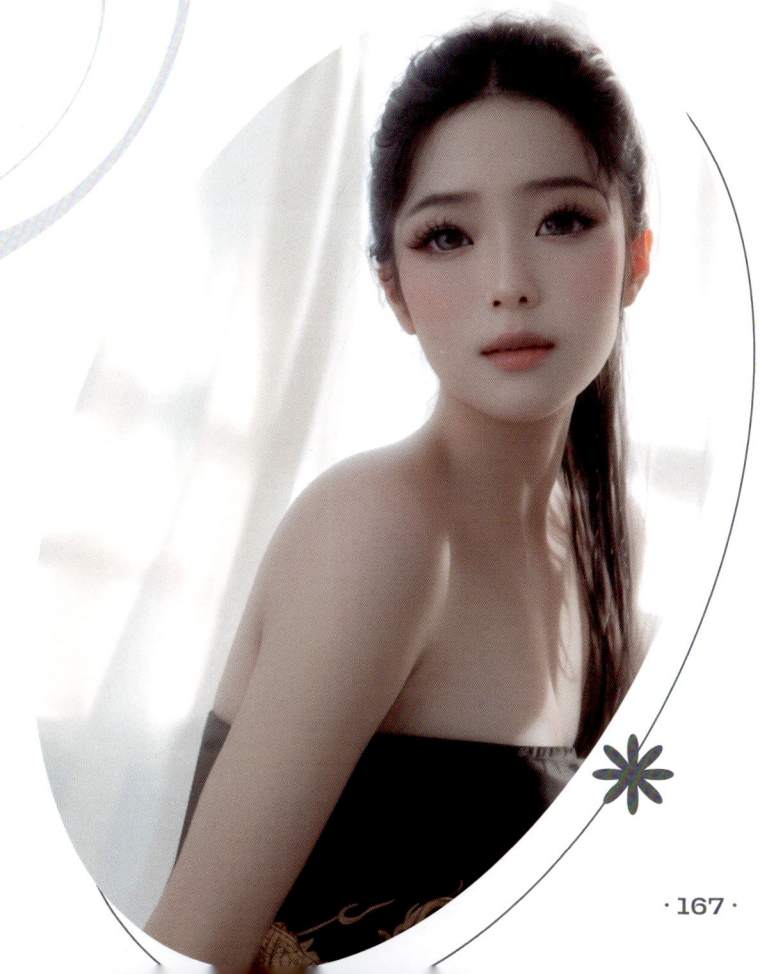

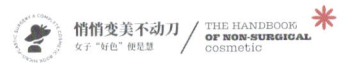

04 四号档案
挥别苦大仇深

自述人	周霏霏
年龄	33岁
职业	企业主管
主要问题	面颊凹陷、嘴角下垂、唇薄
美丽目标	脸颊丰满、笑脸盈盈
治疗项目	4D艺术线雕+肉毒毒素微笑脸注射+颈阔肌放松+胶原蛋白的营养再生
术后恢复期	4D艺术线雕7天左右，其他在1天左右
见效时间	2周1个月见效

　　我是个很要强的人，在公司因为业绩不错，从普通职员升到主管。但是，事业的上升似乎没有给我带来特别的快乐。自从生了宝宝之后，也不知道为什么，不是变胖了，而是越来越瘦。原来一张丰满的圆脸，现在却是枯瘦干巴的。老公开玩笑说水蜜桃变牛肉干了，我听了只觉得刺耳，一点儿也不好笑。

　　更郁闷的是，现在经常有同事关心地问："周主管，最近心情不好呀？"熟悉的同事干脆就直接讲："跟老公吵架了？"开始我并不在意，被问多了就怀疑自己表情有问题。仔细对着镜子研究了我的面部后，发现问题主要是：因为现在瘦了，所以原来圆润的双颊，现在却是两个对称的凹陷；原本丰满的双唇，现在看起来也有些苍白和寡薄，嘴角还有点下垂。整张脸的皮肤缺少弹性和光泽，怪不得别人以为我不高兴，我自己看着都烦。

我决定趁老公出差不在家的时候改善这个问题，恢复到以前圆润水嫩的感觉，这样看起来亲切随和一些。作为主管，如果看起来太严肃，也不利于与同事的交流。

李教授表示理解，并建议我进行整合性的方案改善：4D艺术线雕+肉毒毒素微笑脸注射+颈阔肌放松+胶原蛋白的营养再生。面颊部的凹陷进行4D艺术线雕；而进行胶原蛋白的营养再生既可以促进术后修复，也可以起到细胞代谢得持续更新，进而改善整体的枯黄感，增加全面部的水润度和饱满度；至于嘴角下垂，可以在嘴唇部位肌肉注射少量的肉毒毒素，使整个嘴角往上扬，随时保持一副笑容可掬的模样，少点不怒自威。

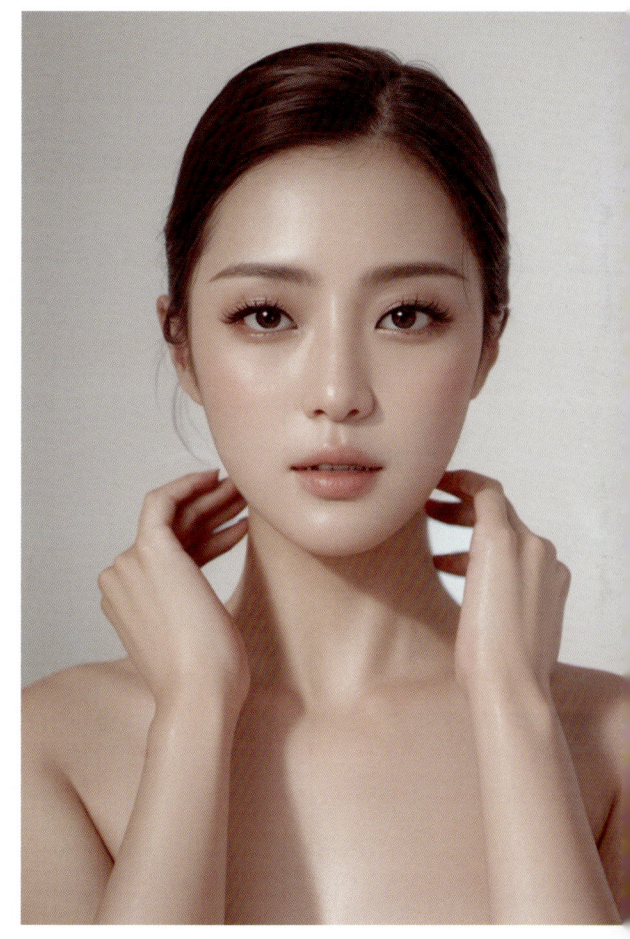

我从来没有做过美容，哪怕是最简单的面部护理，现在突然要决定做这么多的项目，简直是刘姥姥进大观园——那种感觉既新鲜又惶恐。但拖拖拉拉从来不是我的做事风格，既然这次来的目的就是想要改变，没理由临阵退缩，我点点头同意了。

我和李教授仔细探讨了方案，确认了最终的治疗方式，并决定当天就接受治疗。助手帮我清洁面部后，涂上了厚厚的麻醉药膏。大约过了40分钟，李教授来到了治疗室，拿起镜子，再次与我确认需要改善的部位，并用定位笔进行了定位。

李教授按照设计好的治疗方案，先是进行4D艺术线雕。大约十多分钟后，助手微笑着递给我镜子："真的是起来了哦！"我惊喜地看着镜子中的自己，原来瘦削的面颊现在变得丰满了许多。

"哈哈，当然了，效果是立竿见影的，想突出哪里就突出哪里。不过4D艺术线雕的效果需要1周左右会更明显的。"李教授说。

"嗯嗯，你告诉过我的。"我连连点头。

紧接着我们进行其他项目。结束时，我照照镜子，皮肤有些红肿。助手帮我冰敷了一会儿，大部分的红肿就都退去了。

两个星期后，老公回来，见到我第一个反应就是："我不在家，你怎么却变漂亮了？"我暗自惊喜，没有被他看出破绽，却让他感觉我漂亮了，这就是要达到的目标，太好了。

又过了几天，在电梯里遇到老板，老板竟然问我："最近心情很好呀！"我笑吟吟地点点头。

在职场上工作这么多年，我觉得自己在工作上可以说是十分敬业和投入的，但时代毕竟不同了，除了努力工作，也必须注意一下个人形象。特别是像我在大企业中任职，人际关系非常重要。接受治疗后，改善了嘴角下垂的问题，再加上4D艺术线雕和颈阔肌放松，使原本消瘦的面部变得丰满圆润，整个神情变得较为平易近人，这样就增加了我的亲和力，改善了我和同事的人际关系。最重要的一件事情，就是我每天看见自己的样子，心情就很好，而且这种开心的情绪是会传播、感染给其他人的，连家人也感受到！

05 五号档案

明眸善睐速成

自述人	Michelle
年龄	28岁
职业	留学生
主要问题	眼周细纹、黑眼圈、眼袋
美丽目标	改善细纹、黑眼圈和眼袋、恢复一张有活力的脸庞
治疗项目	FOTONA 4D pro+4D艺术线雕+人源化的III型胶原蛋白
术后恢复期	治后皮肤会有些微红、微刺的感觉，不需要恢复期
见效时间	4D艺术线雕可立即见效；激光一次见效，胶原蛋白治疗后2~3周见效；配合良好的生活习惯，效果会更完美

小时候，亲戚朋友就夸我长得水灵，眼睛像会发光的星星。长大后，最让我引以为豪的眼睛却成了心灵的障碍。

在国内上学时，功课压力大，加上我自己爱看书，说得上是手不释卷，还没读初中，就有幸戴上了近视眼镜。由于肤色白，黑眼圈开始肆虐，人显得没精神。老师们担心，经常问我是不是太累没休息好。

那时人小，就用粗框眼镜来遮掩。慢慢长大，开始爱打扮，才意识到脸上的黑眼圈有多猖獗，已经到了让我不敢摘掉眼镜见人的地步。祸不单行，多年挑灯夜读，使我小小年纪又收获了轻微的眼袋。鼓起勇气，摘下眼镜，在他人看来我就活像个小老太太。

高中毕业，我去美国留学，开始用粉底遮盖脸上的瑕疵。奈何卸完妆，双眼的"老态"一览无遗，可怜我30岁不到。上帝对我毫无怜悯之心，黑眼圈日渐加重，眼袋也在增大。更要命的是，长期化浓妆、干纹、细纹赶来落井下石。越用浓妆遮盖，干纹就滋生得越快。我的眼周布满纹路，犹如龟裂的大地。

同学友情提醒，名医名诊所，美国多得是。我心怀希望，咨询了许多大大小小的皮肤科诊所和美容诊所。

在寻找的过程中我发现，我的诉求总是不能够得到一个精准的回应，互相沟通起来并不能达到一个特别默契的状态，我想可能是文化上的差异造成。我觉得像眼睛这么精细的部位，需要建立在更高度、更精细的沟通前提下，才能够给我一个满意的治疗方案，再三权衡后还是决定回国寻找机会。

圣诞大假，我回国与妈妈四处寻找，后来朋友给我介绍了李教授。

提前一星期预约李教授，赴约当天我准时见到了她。眼前的李教授亲切、和蔼，看不出年龄，皮肤仍然超级好，令我羡慕。

李教授先检查皮肤，再询问我的生活习惯、用药史和过敏史等。然后说："你最明显的问题就是眼周皱纹、疲劳型的黑眼圈、泪沟和若隐若现的小眼袋，我给你的方案是FOTONA 4D pro眼周治疗配合4D艺术线雕+人源化的III型胶原蛋白，整体进行眶周韧带的加强，做一个全方位的持续性改善疗法。"

李教授继续解释："FOTONA 4D pro主要是刺激你的真皮胶原的增生，从而达

> 脸是人类最容易出现皮肤问题的部位，而眼周又属全脸最容易出现皮肤问题的部位，尤其是下眼睑的部位出现的细皱、小眼袋、黑眼圈等，以前往往无法得到良好的改善，现在激光则带给了人们许多意想不到的美丽机会。还有更多的美丽可以被激光挖掘出来，让我们拭目以待吧！

到改善你的皱纹问题，而线雕的话主要是进行下眼睑部位的治疗，改善你的泪沟和小眼袋，那Ⅲ型胶原蛋白呢，它作为一个胶原蛋白直补，既能够迅速的改善你的泪沟的症状，又能够持续的让你的细胞代谢得以更新。"听着不错，我仍是心有疑虑，因为理论和实践毕竟有差距。谢过李教授，我回到家，考虑了3天，最终决定接受治疗。

术前检查，病例填写，脸部清洁，麻药涂抹，护士做完后离开，留下我一人。我也没闲着，抱着手机玩得起劲。不知玩了多久，护士敲门进来，说治疗时间到了。

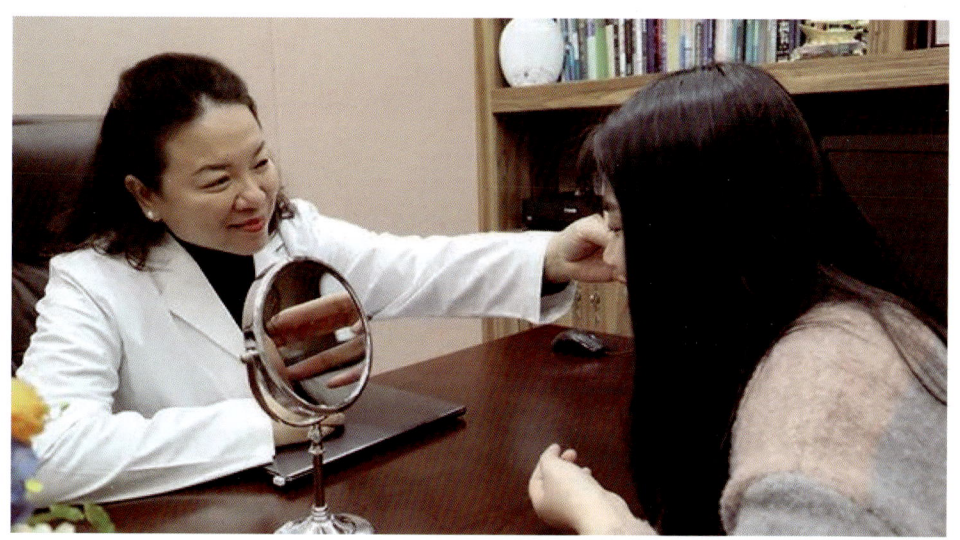

图9-1 李秋涛教授亲诊

来到治疗间，躺在治疗床上后，护士调整我的卧姿，并用纱布遮盖好我的眼睛。李教授一边叮嘱我治疗时的注意事项，一边打开仪器。"嘀嘀嘀"的声音响起，听到李教授说："现在开机了，我在调整治疗参数，请闭着眼睛，尽量放松。"紧接着，李教授把治疗头定位在我的眼尾部位，试做了一个光斑，确定我皮肤能够接受这个能量，开始在眼周有序地施打，脸上温温的刺刺的，没什么疼痛感。

李教授边做边解释："刺激胶原蛋白的新生才能让皮肤重建，才能拉紧纤维框架层，加速循环代谢，改善你的皮肤问题。这个过程会有点温热感和微刺感，不用担心。"我慢慢不觉得害怕，甚至有点习惯那个小感觉。

因为我没有太多时间在国内呆着，所以李教授给我设计的方案是整体一起改善，接下来就直接进行了4D线雕，紧接着又直接给我打了胶原蛋白。

一天时间内做了这么多东西，又是FOTONA 4D pro，又是4D艺术线雕，又是打胶原蛋白的，本来我以为我的眼睛可能会红肿的像个大桃子似的，结果照镜子一看还好啊，基本上没有什么特别突兀，就是周围有点微微的红。

一个星期以后，我已经见到一个非常明显的变化了。等到寒假回到什么学校，摘掉眼镜，卸掉浓妆。同学们看到亮晶晶的我，都说："哇，Michelle回家就是幸福哦，精神了很多，整个人气场直接拉满。"

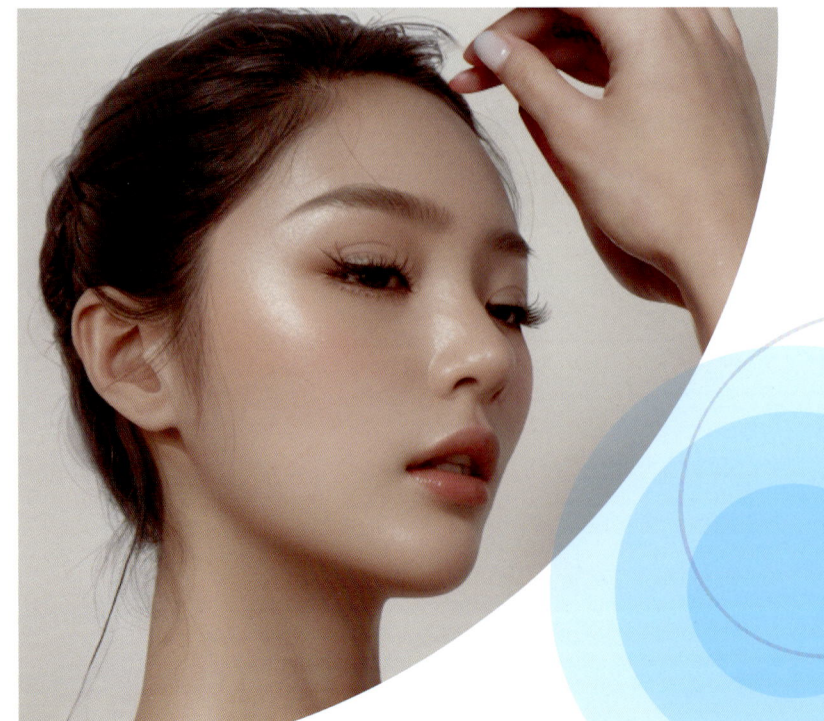

06 六号档案
好身材综合造

自述人	刘丽
年龄	39岁
职业	上市公司老板
主要问题	肌肤粗糙，身材走形
美丽目标	肌肤水嫩，健康曲线身形
治疗项目	形体管理计划+热超联合+4D艺术线雕+PRP+胶原蛋白直补
术后恢复期	线雕术恢复期1周左右，其他无恢复期
见效时间	形体管理计划需要渐进式保持，其他都是立即见效

在大家眼中，我是一个典型的事业女，通过近20年的奋斗，终于提前完成了公司的上市计划，能够喘口气，有了一些休闲的时间。我又重拾了少女时期与闺蜜们定期约会的习惯，仿佛一下子回到了学生时代轻松惬意的生活。

然而，这久别重逢的约会，让我发现自己竟然跟不上她们的潮流，越来越out了。现在闺蜜们早已不流行比房子、拼老公、讲儿子了，而是在比颜值、拼身材、讲品味。这些年专注于工作和生意，我几乎没心思没时间去打理自己的身材样貌。尽管心底也暗自窃喜自己不菲的身家和丰厚的阅历，但面子上却还没有最普通的姐妹看上去水嫩滋润，作为曾经的班花，心中难免失落。面对这样突然的落差，我决定收拾心境，重返美丽。

决心是下了，但与潮流长时间的脱节让我不知从哪里下手，也不好意思询问久不交往的姐妹们。好在借助现在发达的信息平台，我上网找了几家正规的机构进行筛选，最后锁定了口碑不错的李教授，第二天就迫不及待地找到了她在深圳的诊所。

听完我一通慕名而来的自白之后，李教授笑着问我目前想改善哪方面的问题。说实在的，具体的我还真说不上来，就觉得自己不够年轻不够美，于是我坦率地说："我也不知道要改善什么问题，就是想要自己更年轻更漂亮一些。3个月后我和闺蜜们要去普吉岛玩，想让自己靓一些，照出的照片美一些，也好放在朋友圈里晒一晒。我已经很久不喜欢照相了。"李教授点点头，表示理解："那好，就由我来帮你指出问题、制定方案吧。"

"你年轻时一定很多人追吧？"李教授笑着问道，我略羞涩地微微点了点头。"其实现在的你依然很美哦，只是长期疏于打理，肌肤像是蒙上了风霜，有些干燥粗糙和纹路；原来脸型是小V型的，现在有点接近U型；同时，高强度的工作压力及饮食不规律让你的身形也有些走样，所以看起来没有以前年轻鲜活了。"面对李教授中肯的评价，我不得不频频点头同意，同时对自己的问题有了清晰的认识。

"针对面部和身体需要两套不同的改善方案。"李教授不急不缓地说："你是想先改善面子问题呢，还是身材问题呢？""两个一起吧。"我有些迫不及待。"有些面部治疗，术后是不可以暴晒的。你3个月后要去海边度假，日晒恐怕是免不了的，3个月有些疗程还没结束，建议面部改善方案还是先缓一缓。"李教授仿佛看穿了我的心思："还是先身材吧，海边少不了要秀身材，我们先把形体问题改善，让你美美地玩好。等度假回来，再考虑face问题，怎么样？"面对如此充足的理由，性急的我只有无奈地同意了，又忍不住将自己的疑惑问出来："不会没效果吧？我私人健身教练都请过两个了。""这你就放心吧，没问题。"李教授肯定地说："这套身材管理方案是整合性的，不需要节食，也不需要高强度锻炼，让你没有痛苦地减重塑形。我们不单要瘦，而且更追求怎样瘦才美。

整套方案分为几步走。首先是体重管理方案，减去身体多余脂肪，提高基础新陈代谢率,让身体均匀地瘦下来。这需要我们专业营养师的指导及仪器的配合,大概需要一个半月的时间。然后是形体管理方案,对于减重后松弛的局部,采用无创紧实治疗方案,1次就让S身材凸显出来。"

听完她的话,我心里顿时有了谱,赶紧同意了这套方案,甚至心里有了小期待——就像每个女人都会有一个美丽梦,将原本如灰姑娘般的自己,变成舞会上穿着水晶鞋的公主。说来也好笑,自己好像很久都没有这样的少女心了。

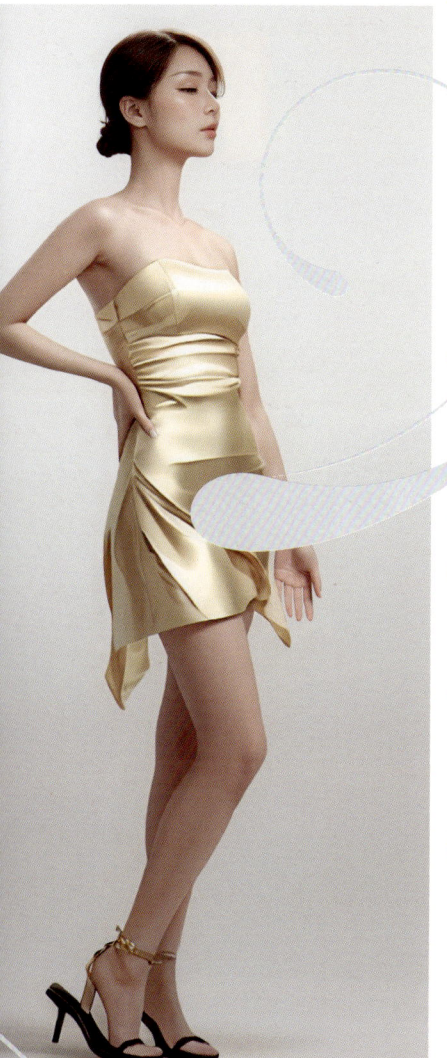

后期进展得很快,我全力配合李教授和她的技术团队的治疗,看着自己身材一天天地改变,好像内心也有什么东西悄悄发生了变化。我开始扔掉那些大码的衣服,改变自己的穿着,告别单调枯燥的职业套装,尝试其他风格的衣服,给自己的衣柜里里外外换了个新。我公司的职员们都夸我越来越年轻苗条了。要知道,我在别人口中的形象一向是精明能干。我不再只经营事业,还学会了经营自己的体型和外貌。我打算一直坚持下去,不为跟闺蜜比身材,只为保持那个最美丽的自己。

3个月后,期待已久的普吉岛度假终于来了。这时候的我经过健康体重管理和身材精雕,身体曲线看上去玲珑有致,不用PS也很上相,我把照片发到了自己的朋友圈,不出意外地收获了许多赞,其中还有李教授的。我忍不住翻出了李教授的微信,想和她聊聊我们的下一步美丽改造,顺便谢谢她让我找回了原来的自己。

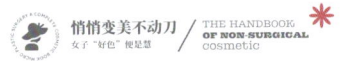

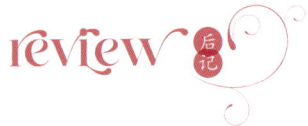

美丽医生

——体表1毫米，钻研30余年

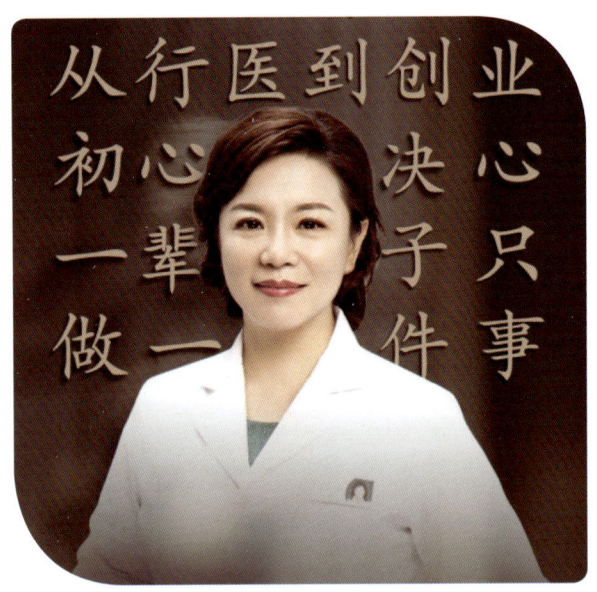

天秤座对于美有着异乎寻常的敏感和感悟力——这句经常见于星座评论中的话，似乎在我这个天秤座女身上得到了完美的印证。

从天真无邪的孩提时代到懵懵懂懂的少女时代，从过家家的游戏中到校舞蹈队的领队，我都是扮演着为洋娃娃和同伴打扮的角色。记得小时候刚刚流行烫头发，我背着父母有样学样地拿烧热的铁丝帮自己和同伴们做烫发，看着同伴们对着镜子欣赏着被我用胭脂涂红的脸蛋和鲜嫩的小嘴，流露出美美的笑脸，我自己心里就像吃了蜜一样甜美，好像变漂亮的是我本人一样。现在回想起来，那就是一种创造美丽、分享美丽的快乐吧！

因为妈妈是医生的缘故，医院消毒水的味道伴着我长大，我的体内似乎有着当医生的基因，理所当然地以为自己长大后会是一名医生。于是，考大学就顺理成章地选择了妈妈的母校，完成了5年的大学医学教育。

毕业后，大多数同学挤着进医院内外科等大科室——要知道，30余年前的医疗行业还是公有制一揽天下的局面，进入了大医院的大临床科室，就意味着社会地位的尊崇和在医院中的重要程度。那时的我，却几乎凭着爱美的本能选择了皮肤科，心里隐隐觉得皮肤科应该与美有某种联系，没有在意皮肤科在大多数三甲医院里都是个小角色的事实。

那个时候，美容护理的兴旺成就了大大小小的美容院，但皮肤科医生很少从事美容这一行业的。我在工作中，接触到大量因"美容"而造成皮肤伤害的病例。我印象最深的是：有一位患者换肤失败，脸上布满大块色斑，十分吓人，老公因此提出离婚，她坠入绝望的深渊而最终选择了自杀。这件事情让我受到很大震动，开始思索，既然人们对美的渴望如此迫切，为什么不能用专业的医学手段帮助人们去圆美丽的梦想？为什么爱美的人们，在遭受伤害后才想起去找专业医生的帮助，为什么身为皮肤科医生，却不能给健康的肌肤提供科学保养的建议，给有问题的皮肤提供合理的治疗和护理方案？难道一定要等到不幸发生，才去尽医生的责任吗？

2003年秋，我完成了硕士学位的学业，将医学、健康和美容完美结合起来的想法，也一天天清晰起来。在多次国际皮肤医学交流中，我感悟到现代皮肤医学正在逐步向积极预防和追求健康美的方向转变。可当时国内传统皮肤科并未跟上时代的步伐，在大众观念里，遇到皮肤问题时首先想到的是化妆品、保养品、美容院等，实际上关于皮肤问题最专业的意见和帮助应该是来自皮肤科医生的。

其实，健康或者亚健康肌肤的养护已是皮肤预防医学的范畴了，在当时的社会医疗条件和意识形态下，无论是医生、医院的管理者还是普通的患者或爱美者都没有这个意识。所有人都认为，皮肤科医生只是一个治疗皮肤疾病的医生，与美无关。

后来我了解到深圳——中国美容的前沿城市。我想她应该是一个助我实现梦想的城市，也许会找到与我拥有相同理念的平台。于是，我怀揣着梦想和日益成熟的技术，南下来到深圳，顺利进入了深圳某知名医院。

当时的深圳，医疗和美容结合的市场刚刚兴起，多是以整形为主的美容中心，隶属于某家医院，皮肤美容医学只是整个整形美容下属的一个小小的分支。对于"美容要找整形医生"这个常识，公众的认知度远远高于了内地的其他城市，但对于无创的皮肤美容治疗项目仍然所知甚少，并不知道也应该是寻找专业医生的帮助。所以，临床上依然经常听到一些爱美者在接受了非正规美容治疗后所发出的抱怨，或者是看到本不应该发生的伤害。

借助医院良好的管理机制和信任，我开始把皮肤美容医疗技术作为自己重点钻研的课题，并以出色的专业素养和工作成绩，从一个普通的皮肤科医生做到皮肤科主任，再到激光美容中心主任。

来深圳后，我把学术上的专研方向和大量临床案例结合，与美结下了深厚的缘分。同时也看到整个行业与国际行业标准的距离。温馨私密的环境、亲切周到的服务、专业有效的治疗、先进的医疗设备——这是国际上发达国家及地区的主流私人诊所的写照。这时，我心中潜伏的梦想再次升起：建立星级的皮肤科诊所，用皮肤医学专业知识从事无创美容项目，在为顾客提供卓越的治疗效果的同时，提供一个身心放松的就诊环境，让顾客不出国门同样可以享受国际前沿的无创美容项目及高品质的医疗服务。

2008年我们成立了以皮肤美化为主旨的非手术、非整形的专业皮肤诊所，当时引来更多的是观望、担心和疑问：不做手术，仅仅做皮肤医学美容，能在市场环境下生存吗？事实证明，中国和全球的求美者有着一致的诉求和愿望。随着医疗改革的大势所趋，中国内地市场越来越与国际接轨。作为较早出来创业、踏入这个领域的皮肤科医生，我觉得自己有责任也很乐意与同行们分享经验。良医难觅，优枝难栖，牵手同行最美妙的境界莫过于一拍即合的默契。愿更多志同道合的朋友加入我们，并肩共创优质的医疗美肤生态环境，成就这份美丽的事业。

REVIEW 后记

梦想仍在行进中，每天起床，对着镜中那张经过无数道光子而神采奕奕的脸，心想：如果30年面对的那1毫米，是我耕耘的田地的话，那么这张脸就是我的试验田，更是责任田。我希望来到我们这里的每一个人，都能在这张责任田上，看到责任，然后，安心地躺在治疗床上，期待一定会发生的奇迹。他们的信任，是对我最好的鼓励。就是这每天的坚持，才让这本书有了出版的这一天。现在的我相信，在那1毫米上来回穿梭的30年，一定不会是一件不值一提的事情。

在这部著作的尾声，我想要停下脚步，特别感谢秋涛团队的每一位成员，你们在背后默默的付出，成就了我们秋涛美肤的今日，也为这本书提供了生动的实践案例与深刻的理论依据。这本书是我们集体智慧与辛勤耕耘的见证。

你们的奉献精神与专业态度，是对医学伦理的最好诠释，也是对"美"的最高礼赞。愿我们在追求美的道路上，继续携手前行，不断探索，不断超越，共同创造更多令人惊叹的美丽奇迹。

最后，我想对每一位读者说声谢谢。正是你们的好奇心与求知欲，激发了我创作这本书的热情。希望《悄悄变美不动刀》能成为你们美丽之旅中的良师益友，引导你们发现更多关于美丽的新知。